Eckhard Roediger

Was ist Schematherapie?

Eine Einführung in Grundlagen, Modell und Anwendung

www.junfermann.de

blogweise.junfermann.de

www.facebook.com/junfermann

twitter.com/junfermann

www.youtube.com/user/Junfermann

www.instagram.com/junfermannverlag

ECKHARD ROEDIGER

WAS IST SCHEMATHERAPIE?

EINE EINFÜHRUNG IN GRUNDLAGEN, MODELL UND ANWENDUNG

3., überarb. Auflage

Junfermann Verlag
Paderborn
2018

Covergestaltung / Reihenentwurf	JUNFERMANN Druck & Service GmbH & Co. KG, Paderborn
Satz & Layout	JUNFERMANN Druck & Service GmbH & Co. KG, Paderborn

Bibliografische Information der Deutschen Nationalbibliothek

Die Deutsche Nationalbibliothek verzeichnet diese Publikation in der Deutschen Nationalbibliografie; detaillierte bibliografische Daten sind im Internet über http://dnb.d-nb.de abrufbar.

ISBN 978-3-95571-682-0
Dieses Buch erscheint parallel als E-Book.
ISBN 978-3-87387-856-3 (EPUB), 978-3-95571-129-0 (PDF), 978-3-95571-128-3 (MOBI).

Inhalt

Vorwort von Jeffrey E. Young

Zufrieden sehe ich, wie rasch sich die Schematherapie in den letzten Jahren in vielen Teilen der Welt verbreitet. Besonders beeindruckt mich das wachsende Interesse an Schematherapie in Deutschland.

Entsprechend freut mich, dass mein Freund und Kollege Eckhard Roediger nun ein Buch geschrieben hat, das die Essenz der Schematherapie in kompakter Weise darstellt. „Was ist Schematherapie" gibt einen kurzen Überblick über die wesentlichen Merkmale und theoretischen Grundlagen der Schematherapie, beschreibt die Wurzeln des Modells und zeigt anschaulich, wie die erlebnisaktivierenden Techniken eingesetzt werden, um Veränderungen auf der emotionalen Ebene zu bewirken. Roediger umreißt auch die Haltung der „begrenzten elterlichen Fürsorge" in der therapeutischen Beziehungsgestaltung, die mir sehr am Herzen liegt. So kann der Leser deutlich erkennen, wie sich die Schematherapie von anderen Psychotherapieansätzen unterscheidet und wo genau sie über die bestehenden Methoden hinausgeht.

Durch seine einfache Sprache ist das Buch auch für Leser verständlich, die sich ohne akademische Ausbildung über Schematherapie informieren wollen und nicht unmittelbar psychotherapeutisch arbeiten. Das Schematherapie-Modell schafft Verständnis für die grundlegenden menschlichen Bedürfnisse und psychologischen Prozesse. Ich hoffe, dass es dadurch helfen kann, sowohl die professionellen als auch die allgemeinen zwischenmenschlichen Beziehungen zu verbessern. Damit schließt „Was ist Schematherapie" gewissermaßen die Lücke zwischen unserem Buch „Schematherapie – ein praxisorientiertes Handbuch" für Therapeuten und dem für alle Menschen geschriebenen Selbsthilfebuch „Sein Leben neu erfinden".

Ich möchte „Was ist Schematherapie" allen Lesern wärmstens empfehlen, die verstehen wollen, wie Schematherapie geht. Ich bin überzeugt, dass Roedigers kurzes und bündiges Buch erfolgreich zur weiteren Verbreitung der Schematherapie im deutschsprachigen Raum beitragen wird.

New York, im August 2009

Jeffrey E. Young

Vorwort

Dieses Buch richtet sich an Menschen, die eine kurze Einführung in die Schematherapie suchen. Psychotherapeuten können sich hier kompakt über die methodischen Grundlagen, das systematische Vorgehen und die Techniken der Schematherapie informieren. Nicht jeder möchte gleich zu Beginn ein umfassendes Lehrbuch kaufen und lesen. Daneben will das Buch auch Sozialarbeitern, Beratern, nonverbal arbeitenden Therapeuten und Pflegemitarbeitern eine gut verständliche Übersicht geben. Dadurch können alle Mitarbeiter eines Teams die gleiche Therapiesprache sprechen und das therapeutische Milieu optimal mitgestalten.

Für Patienten, die sich auf eine Therapie vorbereiten wollen, empfehle ich in erster Linie das Buch „Raus aus den Lebensfallen" (Roediger 2015, siehe Anhang). Es ergänzt das Selbsthilfebuch von Jeffrey Young und Janet Klosko[1], in dem die einzelnen Schemata ausführlich dargestellt und Hinweise zur Selbstveränderung (auch ohne Therapie) gegeben werden.

Das vorliegende Buch beschreibt das Modell sowie den Therapieablauf genauer und stellt die speziellen Therapietechniken dar. Gerade in der Schematherapie stellt die Vermittlung eines auf jeden Patienten „maßgeschneiderten" Schematherapiemodells bereits zu Therapiebeginn ein wichtiges Element dar, um eine gute Arbeitsbeziehung aufzubauen.

Damit schließt dieses Buch die Lücke zwischen der Ratgeberliteratur und den Fachbüchern für Therapeuten von Jeffrey Young und anderen Autoren. Um der breiteren Zielgruppe gerecht zu werden, ist es in einer allgemeinen verständlichen Sprache gehalten. Die entsprechenden Fachausdrücke sind jeweils in Klammern ergänzt. Trotz eher allgemeinverständlicher Sprache sind die Inhalte wissenschaftlich fundiert. Weniger wissenschaftlich interessierte Leser mögen einzelne Abschnitte (z. B. im 2. und 8. Kapitel) überspringen. Im Sinne einer leichteren Lesbarkeit weden im Text nur wichtige Literaturhinweise gegeben und es wird auf die ausführlicheren Lehrbücher verwiesen. Im Anhang finden sich Hinweise auf weiterführende und vertiefende Literatur.

Der in diesem Buch beschriebene Schematherapieansatz fußt auf den Grundlagen, die Jeffrey Young in den letzten 25 Jahren in Amerika gelegt hat. In Deutschland ist die Entwicklung des Therapieverständnisses stark von dem integrativen Ansatz von Klaus Grawe geprägt, der versuchte, wissenschaftlich fundiert einen therapieschulenübergreifenden Therapieansatz zu formulieren. In diesem Buch versuche ich, die von Jeffrey Young konzipierte Schematherapie auf den von Grawe entwickelten

Rahmen zu beziehen und zu zeigen, dass Menschen aus verschiedenen Richtungen kommend zu ähnlichen Konzepten finden, wenn sie konsequent und ohne Vorbehalte versuchen, eine optimale Therapie zu entwickeln. Vor diesem Hintergrund wurde das Modell an einigen Stellen erweitert und mit nahestehenden, in Deutschland populären Ansätzen in Beziehung gebracht. Auf diese Erweiterungen wird im Text jeweils hingewiesen.

Obwohl sich die Schematherapie in der ganzen Welt erfolgreich verbreitet, verläuft die Entwicklung in Deutschland besonders stürmisch. Neben den Niederlanden ist Deutschland das Land, in dem die Schematherapie am begeistertsten aufgenommen wird. Dies findet unter anderem darin seinen Ausdruck, dass die Internationale Schematherapiegesellschaft (ISST) unter intensiver Mitarbeit von deutschen Kollegen im Herbst 2008 als deutscher Verein gegründet wurde. Mittlerweile hat sie über 1000 Mitglieder in fast 50 Ländern.

Die rasante Entwicklung in Deutschland hat sicherlich damit zu tun, dass durch die theoretischen Vorarbeiten von Klaus Grawe hier eine besonders hohe Akzeptanz für den Schemabegriff und das integrative Anliegen der Schematherapie besteht. Die hier beschriebene Anwendung der Schematherapie stellt aus der Sicht des Autors eine erstaunlich konsequente praktische Umsetzung des Anliegens von Klaus Grawe dar, indem sie klärungsorientierte, erlebnisaktivierende Elemente besonders zu Therapiebeginn mit einer konsequenten Handlungs- und Veränderungsorientierung im zweiten Teil der Therapie verbindet. Diese beiden Therapieperspektiven werden eingebettet in eine sehr wertschätzende, authentische therapeutische Beziehung, die Unterstützung und Ermutigung mit sanft fordernder, empathischer Konfrontation ausbalanciert.

Ich wünsche nun allen Lesern viel Freude bei der Lektüre dieses Buches und hoffe, dass es zum Ausgangspunkt für eine weitergehende Beschäftigung mit der Schematherapie wird. Ich bitte um Verständnis dafür, dass ich als männlicher Autor im Sinne einer leichteren Lesbarkeit in diesem Buch überwiegend die männliche Form oder den Plural verwendet habe, außer wenn sich die Aussage nur auf Frauen bezieht.

Zuletzt darf ich allen Menschen danken, die zur Entstehung und dem Gelingen dieses Buches beigetragen haben. Namentlich danken möchte ich Jeffrey Young selbst für seinen Mut, sein Konzept so konsequent zu entwickeln und über viele Jahre trotz vieler Widerstände sich und seinem Anliegen treu zu bleiben. Auch Heinrich Berbalk gebührt mein Dank für sein großes Engagement, den Anfängen der Schematherapie in Deutschland den Boden bereitet zu haben, und für seine vielfältige Unterstützung und Supervision im Gemeinschaftskrankenhaus Havelhöhe in Berlin, wo 2004 mit seiner Hilfe die erste schematherapeutisch arbeitende Station in Deutschland entstand. Außerdem gebührt mein Dank allen Kollegen in der ISST und der deutschen Fachgruppe, die mit viel Einsatz zur Verbreitung der Schematherapie beitragen. Dem Verleger und der Lektorin verdanke ich, dass aus einem kargen Manuskript ein hübsches Büchlein wurde. Vor allem danke ich aber allen Patienten und Kollegen, denn durch die Arbeit mit ihnen in den Therapien, Supervisionen und den Workshops wurde für mich aus einer guten Theorie erst eine effektive Praxis. Wir alle dürfen durch den liebevollen und wertschätzenden Umgang miteinander gewinnen, den uns die Schematherapie lehren kann.

1. Einführung

1.1 Wie ist die Schematherapie entstanden?

Die Grundlagen der in diesem Buch dargestellten Schematherapie wurden von Jeffrey Young in den USA gelegt. Er wurde zunächst von Joseph Wolpe, einem Pionier der Verhaltenstherapie, ausgebildet. Danach wechselte er an das Institut von Aaron Beck, dem Begründer der kognitiven Therapie, und gestaltete dort die Trainings- und Forschungsprogramme maßgeblich mit. Dabei bemerkte er, dass eine bestimmte Gruppe von Patienten nicht gut von der grundsätzlich erfolgreichen kognitiven Verhaltenstherapie profitierte. Es stellte sich heraus, dass das gerade die Patienten waren, bei denen neben einer Depression Veränderungen der Persönlichkeitsstruktur bzw. eine Persönlichkeitsstörung vorlagen. Diese Veränderungen bewirkten, dass die Patienten schlechter bei den kognitiven Therapiemaßnahmen mitarbeiten und die für die Therapie notwendigen Hausaufgaben weniger zuverlässig erledigen konnten. Jeffrey Young erkannte, dass dies nicht an einer mangelnden Motivation lag, sondern daran, dass in der therapeutischen Beziehung Emotionen aktiviert wurden, die diese Beziehung störten und die Mitarbeit erschwerten. Er sah, dass die zielorientierte Arbeitsbeziehung der Verhaltenstherapie bei diesen Patienten nicht ausreichte, eine tragfähige Beziehung aufzubauen, da bereits die Beziehungsaufnahme selbst durch Misstrauen oder andere störende Emotionen beeinträchtigt wurde. Eine wesentliche Erweiterung der Schematherapie gegenüber der kognitiven Verhaltenstherapie stellt daher die besondere Art der Beziehungsgestaltung dar, wie sie im Kapitel 5 beschrieben wird.

Die Interaktion zwischen Patient und Therapeut wird dadurch belastet, dass innerhalb der therapeutischen Beziehung frühere Beziehungserfahrungen der Patienten aktualisiert werden. Dies bedeutet, dass die Patienten unbewusst auch in der Therapie Entwertung, Im-Stich-gelassen-Werden, Beschämung oder Überforderung erwarten, „weil es früher immer so war", und sich in Vorwegnahme dieser Enttäuschung entsprechend skeptisch und misstrauisch verhalten. Eine Therapie kann diese unbewussten Befürchtungen nicht umgehen, sondern muss sie gezielt bearbeiten, damit sie verändert werden können. In ihrer „Control-Mastery-Theorie" sprechen Sampson und Weiss von „Beziehungstests", die der Therapeut bestehen müsse[2]. Solche Verhaltensweisen der Patienten sind also nicht als Störungen der Arbeitsbeziehung zu verstehen, die möglichst vermieden werden sollen, sondern sie sollten zum Gegenstand der Therapie gemacht werden. Durch Kontakte mit der Gestalttherapie lernte Jeffrey Young Techniken kennen, die die emotionalen Aspekte dieser negativen

Beziehungserfahrungen in der Therapie aktualisieren, klären und verändern können, und integrierte diese in seinen neu entwickelten Ansatz. Erst wenn die Patienten in einer sogenannten „korrigierenden emotionalen Erfahrung" erleben, dass sich in der therapeutischen Beziehung nicht die negativen früheren Erfahrungen wiederholen, sinkt ihre innere Anspannung und sie sind imstande, die kognitiven und verhaltensbezogenen Therapiemaßnahmen optimal zu verstehen und umzusetzen.

Die neurobiologische Forschung zeigt, dass das Beziehungsverhalten von Menschen wesentlich durch frühe Erfahrungen und weitgehend unbewusst gesteuert wird. Auf diese unbewussten Prozesse wird durch die erlebnisaktivierenden Verfahren (z. B. Imaginationsübungen) Einfluss genommen, indem die unbewusste Verhaltenssteuerung ins Bewusstsein gehoben wird. Dadurch werden sie dem bewussten Denken (den sogenannten Kognitionen) zugänglich gemacht. Im zweiten Schritt wird dann durch bewusste Denkprozesse auf die emotionalen Aktivierungen korrigierend Einfluss genommen. Bildlich gesprochen: Die emotionale Verhaltenssteuerung wird kognitiv „übersteuert". Da die Prozesse der bewussten Verhaltenssteuerung ihren Sitz in den frontalen kortikalen Regionen des Gehirns haben, spricht man im Englischen von einem „cortical override". Durch die emotionsaktivierenden Techniken, insbesondere die Imaginationsverfahren (siehe Kap. 6.2.1), können die Patienten intensiv erleben, wie sich in der Vergangenheit angelegte Erlebensmuster regelrecht in die Gegenwart „hineinschieben". Die Vergangenheit beeinflusst somit fortdauernd das Verhalten in der Gegenwart und verstellt dadurch die Zukunft (siehe Kap. 2.1). Wenn Patienten diese Zusammenhänge durchschauen, sind sie eher bereit, sich von ihren spontanen, automatisierten Verhaltensimpulsen zu lösen und neue Verhaltensmuster unter kognitiver Steuerung aufzubauen. Die Schematherapie bietet dazu ein klar strukturiertes Konzept mit einer Folge von aufeinanderfolgenden Therapieschritten an.

Bisher gab es in der Verhaltenstherapie als spezifische Methoden zur Behandlung von Persönlichkeitsstörungen nur die Dialektisch-Behaviorale Therapie (DBT) von Marsha Linehan[3], die allerdings vor allem auf das selbstschädigende und therapiegefährdende Verhalten von Patienten mit Borderline-Störungen abzielt. Die Schematherapie stellt nun eine zweite Therapiemethode dar, die individuell auf die Persönlichkeitsstruktur der einzelnen Patienten zugeschnitten werden kann und ebenfalls weitgehend manualisiert (d. h. im Ablauf vorstrukturiert) ist. Damit ist die Schematherapie nicht nur für Menschen mit Borderline-, sondern mit allen Persönlichkeitsstörungen bzw. -zügen geeignet und damit breiter anwendbar. Die guten Ergebnisse der ersten kontrollierten Therapiestudien (siehe Kap. 8) geben Anlass zu der Hoffnung, dass die Schematherapie in Zukunft zu einem Standardverfahren in der Verhaltenstherapie zur Behandlung von Persönlichkeitsstörungen oder Persönlichkeitsakzentuierungen werden kann. Dies führt zur folgenden Frage:

1.2 Für wen ist die Schematherapie geeignet?

Bei der Behandlung psychischer Störungen wird unterschieden zwischen Methoden, die sich primär an die vordergründige Symptomatik richten, und solchen, die versuchen, die dahinter liegende Persönlichkeitsstruktur zu beeinflussen. Erfüllt eine belastete Persönlichkeitsstruktur (noch) nicht die Diagnosekriterien des ICD, kann man von einer Persönlichkeitsakzentuierung sprechen. Die kognitive Verhaltenstherapie hat sich bei der Behandlung von Symptomen als erfolgreich erwiesen. Die Schematherapie versucht nun, kognitiv-verhaltenstherapeutische Techniken mit Techniken aus anderen Therapiemethoden zu kombinieren, um auch Persönlichkeitsstörungen erfolgreich behandeln zu können. Auch wenn keine ausgesprochene Persönlichkeitsstörung vorliegt, werden durch unvorteilhafte (dysfunktionale) Verhaltensweisen viele Störungen aufrechterhalten oder sogar hervorgebracht, die im Rahmen der Persönlichkeitsentwicklung erworben wurden. Im Sinne der Konsistenztheorie vom Klaus Grawe (siehe 2.2) entwickelt sich die Persönlichkeitsstruktur eines Menschen als Anpassungsleistung an seine Lebensbedingungen in der Kindheit. Wenn diese Anpassungsleistungen die innere Konsistenz (d. h. „Stimmigkeit“) nicht mehr herstellen können, entwickeln die Menschen als weitergehenden Anpassungsversuch klinische Störungen und deren Symptome (siehe Abb. 3). Bei vielen Störungen bestehen daher im Hintergrund auch Persönlichkeitsveränderungen, die dazu führen können, dass nach einer erfolgreichen symptomatischen Behandlung rasch wieder Symptome auftreten, wenn nicht auch die Persönlichkeitsstruktur in die Behandlung mit einbezogen wird. Vor diesem Hintergrund ist es bei vielen Patienten sinnvoll, nach einem ersten Behandlungsabschnitt mit symptombezogenen Maßnahmen in einem zweiten Schritt auch Veränderungen im Bereich der Persönlichkeitsstruktur anzustreben. Im Sinne der Minimalintervention sollte jedoch zunächst geprüft werden, ob durch eine symptombezogene Behandlung eine ausreichende Verbesserung und Stabilität erreicht werden kann. Erst wenn sich im Therapieverlauf zeigt, dass deutliche Veränderungen des zwischenmenschlichen Verhaltens (sogenannte Beziehungs- oder Interaktionsstörungen) bestehen, sollten diese mit den spezifischen schematherapeutischen Techniken angegangen werden. In diesem Sinne erweitert die Schematherapie die Verhaltenstherapie mit zusätzlichen Techniken. Damit ist sie innerhalb eines verhaltenstherapeutischen Gesamtbehandlungsplanes in der sogenannten Richtlinien-Psychotherapie anerkannt und wird von den gesetzlichen oder privaten Krankenversicherungen erstattet.

Man kann die Indikation zu einer Schematherapie auch noch aus einem anderen Blickwinkel betrachten, nämlich dem der Bindungsforschung, die maßgeblich von John Bowlby und seiner Schülerin Mary Ainsworth aufgrund ihrer Beobachtungen an Kleinkindern begründet wurde[4]. Sie untersucht und beschreibt, wie sich bereits in den ersten Lebensmonaten durch die Interaktion zwischen den Bezugspersonen und dem Kind Verhaltensmuster herausbilden, die dann über das weitere Leben stabil bleiben. Dabei werden sichere von unsicheren Bindungsformen unterschieden (siehe Kap. 2.3). In der Allgemeinbevölkerung haben etwa zwei Drittel der Menschen sichere Bindungen, bei Psychotherapiepatienten überwiegen dagegen mit 80 bis 90 Prozent die unsicheren Bindungen. Menschen mit einer unsicheren Bindung reagieren auf Trennungen mit erhöhtem Stress, den sie durch spannungsreduzierende Verhaltensweisen bis hin zu Krankheitssymptomen aufzulösen versuchen. Die verhaltenstherapeutischen Techniken wirken nicht gezielt verändernd auf die Bindungsformen, sodass sich die hintergründigen dysfunktionalen Verhaltensmuster am Ende der Behandlung wieder durchsetzen und erneut Symptome hervorbringen können. Die Schematherapie versucht dagegen durch ihre besondere Form der Beziehungsgestaltung die Bindungsstörung zu beeinflussen und eine sogenannte „erworbene sichere Bindung“ aufzubauen. Menschen mit einer erworbenen sicheren Bindung sind in Testverfahren zur Erfassung des Bindungsstils von Erwachsenen (Adult Attachment Inventory nach Main) nicht von Menschen mit einer primär sicheren Bindung zu unterscheiden. Man könnte daher sagen, dass die Schematherapie Bindungsstörungen „heilen“ kann. Wie dieser hohe Anspruch eingelöst werden soll, wird in Kapitel 5 beschrieben.

1.3 Was ist das Besondere an der Schematherapie?

Die Psychotherapie hat bisher zwei Hauptverfahren hervorgebracht: die sogenannten *psychodynamischen Verfahren,* die aus der Psychoanalyse heraus entwickelt wurden, und die *Verhaltenstherapie* als praktische Anwendung der wissenschaftlichen psychologischen Forschung. Während der Schwerpunkt der psychodynamischen Verfahren darin besteht, Einsicht in die Entstehung der Störungen zu schaffen, war die Verhaltenstherapie zunächst ganz handlungsorientiert und hat das innere Erleben der Patienten nicht berücksichtigt. Von diesen beiden Polen aus haben sich die Verfahren inzwischen allerdings erheblich aufeinander zubewegt. Klaus Grawe wurde Anfang der 1990er-Jahre von der deutschen Bundesregierung beauftragt, die bestehenden Psychotherapieverfahren zu beforschen[5]. Aus den Ergebnissen forderte er für eine aus seiner Sicht optimale Psychotherapie eine Verbindung der durch die beiden Hauptverfahren repräsentierten Grundorientierungen. Außerdem stellte er fest, dass die Qualität der therapeutischen Beziehung entscheidend für eine erfolgreiche Psychotherapie sei. Er formulierte *vier Wirkfaktoren,* die in einer Psychotherapie verwirklicht werden sollten:

1. *Ressourcenaktivierung:* Rückgriff auf und Ausbau von bestehende/n Fähigkeiten,
2. *Problemaktualisierung:* die umfassende Aktivierung des Problemverhaltens innerhalb der Therapiesituation unter Einbeziehung der Emotionen,
3. *Motivationale Klärung:* ein Verständnis für die Entstehung und die Funktionalität des Problemverhaltens im Lebens- und biografischen Kontext und
4. *Problembewältigung:* eine aktive Hilfestellung bei der Veränderung des Problemverhaltens.

Die Schematherapie erfüllt diese Anforderungen und stellt damit die von Grawe gewünschte Verbindung zwischen den großen Therapieschulen her.

Eine weitere Stärke der Schematherapie ist, dass sie sich in ihrem Konzept und ihren Begrifflichkeiten relativ dicht an neurobiologischen Prozessen orientiert. Damit kann sie Vorgänge, die auch die psychodynamischen Verfahren beschreiben, so formulieren, dass sie sich bruchlos in eine verhaltenstherapeutische Fallkonzeptualisierung integrieren lassen. Alle Techniken der Schematherapie bauen systematisch auf dieses Modell auf, auch wenn sie aus anderen Therapiemethoden entlehnt sind (wie z. B. die Imagination aus der Hypnotherapie oder die „Dialoge auf Stühlen" aus der Gestalttherapie). Damit ist die Schematherapie kein „Therapie-Potpourri" (bzw. eklektizistisch), sondern eine wirklich integrative, in sich stimmige (konsistente) Methode mit einem systematischen und strukturierten, schrittweisen Vorgehen im Therapieverlauf, das fast Manualcharakter erreicht (d. h.: der Therapieablauf ist vorstrukturiert, kann und muss aber flexibel an den Patienten und den Therapieverlauf angepasst werden).

Die Schematherapie integriert so in sehr komplexer Weise die Ergebnisse der neurobiologischen Forschung, der Lerntheorie, die Ergebnisse der Bindungsforschung, kognitive Techniken, den Expositionsansatz, imaginative Verfahren, Elemente der Gestalttherapie, die Arbeit mit in der Therapiesituation aktivierten Emotionen, eine achtsame und akzeptierende Grundhaltung, den Aufbau einer selbstreflexiven Haltung entsprechend der sogenannten mentalisierungsbasierten Therapie, aber auch den systematischen Einsatz von Arbeitsblättern und übenden Elementen bis hin zu Hausaufgaben, die aus der Verhaltenstherapie vertraut sind. Durch dieses integrative Konzept erkennen sich viele Therapeuten verschiedener Richtungen in der Schematherapie wieder, fühlen sich angezogen und erleben das systematische Vorgehen als Bereicherung ihrer Arbeit. Im Weiteren wird beschrieben, wie dieser hohe und vielleicht anmaßend wirkende Anspruch eingelöst werden soll.

Zuletzt soll noch auf einen weiteren Aspekt der Schematherapie hingewiesen werden: Eines ihrer wesentlichen Ziele besteht darin, sich von den primär emotional gesteuerten Prozessen innerlich zu distanzieren, indem eine „selbstreflexive Haltung" eingeübt wird. Das bedeutet, dass man versucht, sich selbst mit einem „inneren Auge" so zu betrachten, wie einen eine wohlwollende Person von außen betrachten würde. Manchen Menschen fällt es leichter, sich wie aus der Vogelperspektive oder durch eine Kamera von außen anzuschauen. Aus dieser Haltung heraus kann eine innere Distanz zu den aktuell herandrängenden Gefühlen aufgebaut werden und es entsteht eine größere Freiheit. So können langfristig wichtige persönliche Werte und Ziele ins Auge gefasst und für Verhaltensänderungen handlungsleitend werden. Damit ist die Schematherapie offen für philosophisch-spirituelle Ziel- oder Werteorientierungen und eine entsprechende Persönlichkeitsentwicklung (siehe auch Kap. 9). Die Schematherapie versucht in diesem Sinne den sogenannten Leib-Seele-Dualismus (d. h. die Spaltung in seelische und körperliche Prozesse) zu überbrücken. So wie in der Kindheit durch emotional gesteuerte Prozesse alte automatische Reaktionen im Sinne von LeDoux[6] in die neuronale Struktur „eingebrannt" werden, können in einer Psychotherapie gedanklich gefasste neue Werte und Ziele durch Übung auf dem Wege der sogenannten Langzeitpotenzierung ebenso nachhaltig in entsprechende synaptische Übertragungsstärken zwischen den Nervenzellen umgesetzt werden (siehe Kap. 2.1).

2. Theoretische Grundlagen

2.1 Grundlagen des Lernens

Während die tiefer gelegenen (subkortikalen) Hirnstrukturen bei der Geburt weitgehend ausgereift sind, entwickelt sich der Aufbau der Hirnrinde (des Kortex) abhängig von den Beziehungserfahrungen in den ersten Lebensmonaten (Social-Brain-Hypothese). Das Maximum an neuronaler Verknüpfung besteht im Alter von ca. 18 Monaten. Abhängig von den Erlebnissen und den entsprechenden Aktivierungszuständen bilden sich die Verknüpfungen zwischen den Nervenzellen aus. Das heißt: Das Gehirn prägt seine Erlebnisse in seiner neuronalen Struktur wie Fußabdrücke ein. Diese neueren Erkenntnisse bestätigen die alte Hypothese der Psychoanalyse, dass die ersten zwei Lebensjahre entscheidend für die spätere Entwicklung des Menschen seien.

Das Gehirn des Säuglings bildet zunächst spontan eine Überzahl von Neuronen aus. Bestimmte Sinnesreize führen zu einer zunächst zufälligen Aktivierung einer bestimmten neuronalen Gruppe. Tritt diese Aktivierung wiederholt, lange anhaltend, sehr intensiv und vor allem verbunden mit emotionalem Erleben auf, werden neben den normalen Rezeptoren zusätzlich die sogenannten NMDA-(N-Methyl-D-Aspartat)-Rezeptoren aktiviert. Durch diese Rezeptoren strömt Kalzium in die Nervenzelle ein, das eine komplexe Kaskade von Botenstoffen in Gang setzt. Am Ende dieser Kette werden diejenigen Genabschnitte, die das Ablesen der genetischen Information regulieren (sogenannte Regulatorgene), in ihrem Methylierungszustand verändert und damit an- bzw. abgeschaltet. (Die Regulatorgene machen 42 % des gesamten Genoms aus, die eigentliche genetische Information nur 1,4 %!) Dadurch wird auf die Eiweißsynthese Einfluss genommen. Bei Aktivierung werden vermehrt Eiweiße gebildet und in die Nervenendigungen transportiert, wo sie kleine Aussprossungen (sogennante dentritische Spines) bilden.

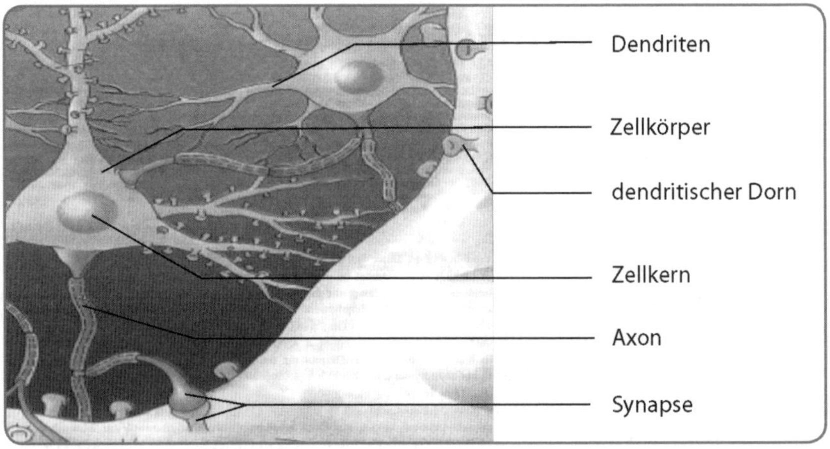

Abbildung 1: Das neuronale Netz

Diese können mit anderen Aussprossungen verknüpft werden und dadurch die Signalübertragung erleichtern. Auf diesem Wege werden Bahnungen geschaffen, über die die Erregung immer leichter abläuft. Die häufig benutzten Bahnen werden stabilisiert, die wenig aktiven Neuronen und Bahnen bilden sich zurück („pruning", engl. für „ausjäten). Die zunächst zufällig gleichzeitig aktivierte Neuronengruppe wird jetzt fester verbunden, sodass sie immer leichter reagiert. Donald Hepp beschrieb bereits 1949 dieses Prinzip mit den Worten: „Cells that fire together, wire together" (auf Deutsch: Zellen, die zusammen aktiv sind verbinden sich stärker). Diese vermehrt erregungsbereite neuronale Gruppe bildet sozusagen den Fußabdruck des emotional relevanten Erregungszustandes und diese Erregungsbereitschaft ist die neuronale Grundlage eines *Schemas.* Sind die Neuronen nicht aktiviert, ist auch das Schema nicht erkennbar. Erst im aktivierten Zustand wird das entsprechende Erleben (z. B. als Krankheitssymptom) sichtbar und bewirkt ein bestimmtes Denken, Fühlen, Körpergefühl und spontane Handlungstendenzen. Diesen komplexen Aktivierungszustand eines aktivierten Schemas nennt man dann einen *Modus* (siehe Kap. 3 und 4).

Die Entwicklung von Schemata stellt somit eine Sonderform des Lernens dar, denn auch jede andere erlernte Verhaltensweise wird im Sinne der beschriebenen neuronalen Erregungsbereitschaften aufgebaut. Sie sind die körperliche Grundlage allen Lernens. Man kann diese auf dem Prinzip der Bahnung aufbauenden Lernprozesse auch in der Sprache der Synergetik beschreiben. Ursprünglich aus der Physik heraus als Wissenschaft sich selbst organisierender Systeme konzipiert, lässt sich die Synergetik aber auch auf biologische Prozesse übertragen. Aus zunächst zufälligen Strukturen bilden sich sogenannte Attraktoren heraus, indem das System einen spannungsarmen Zustand einnimmt. So lagern sich zum Beispiel Sand oder Schnee hinter einer minimalen Erhebung ab, weil dort die Strömung geringer ist. Die sich ablagernde Substanz führt dann dazu, dass sich immer mehr Teilchen an dieser Stelle ablagern und zuletzt entsteht eine große Düne oder Schneewehe. Übertragen auf die neuronale Struktur bedeutet dies, dass einmal gebildete neuronale Gruppen mit einer erhöhten Erregungsbereitschaft dazu führen, dass neue Informationen in die bereits angelegte Bahn „gezogen" werden (daher der Name Attraktor; attrahere lat. für „anziehen"). Volkstümlich ausgedrückt: Man sieht, was man kennt, und tut, was man bereits gut kann. So entwickeln sich stabile Wahrnehmungs- und Verhaltensgewohnheiten aus.

Laufen Wahrnehmung und Verhalten in den gewohnten Bahnen, bleibt das System in einem entspannten Zustand. Veränderungen erhöhen die innere Anspannung und lösen ein Unwohlsein aus, was in psychodynamischen Konzepten als „Widerstand" beschrieben wird. Synergetisch betrachtet beschreibt das Konzept des Widerstands aber keine unbewusste Absicht, sondern zeigt nur die normale Beharrungstendenz eines Systems im vertrauten, energiearmen Zustand. Erst wenn das System aus dem instabilen Zustand des zwischenzeitigen Spannungsanstiegs einen neuen Attraktor neben dem alten gebildet hat, kann es wieder einen entspannten Ruhezustand einnehmen. Nach diesem Prinzip funktionieren die sogenannten Kippbilder (siehe Abb. 2).

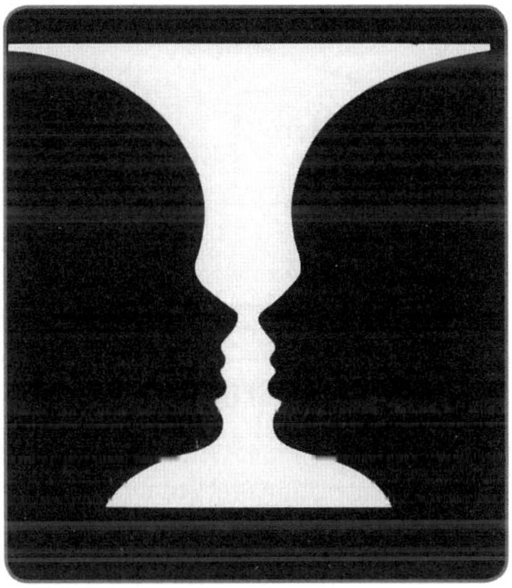

Abbildung 2: Kippbild Kelch

Das gezeigte Bild hat zwei Attraktoren: einen (weißen) Kelch und zwei (schwarze) Gesichter. Der Betrachter kann zwischen beiden Bildinterpretationen bzw. Attraktoren wechseln, wobei jedoch ein leichter Widerstand überwunden werden muss. Bei weniger kontrastreichen Kippbildern ist dieser Widerstand deutlich größer, sodass es manchmal kaum möglich ist, in die andere Betrachtungsperspektive zu wechseln. Entsprechend fällt es den Patienten schwer, gewohnte Verhaltensweisen aufzugeben und sich auf neue Experimente einzulassen. Genau wie dem beschriebenen Spannungsanstieg beim Wechseln zwischen zwei Attraktoren müssen Patienten bei einer Angstexposition erst einen Spannungsanstieg tolerieren, bevor sie erleben können, dass die befürchtete Katastrophe bei der Expositionsbehandlung nicht einsetzt. Durch diese Erfahrung bauen sie einen neuen Attraktor auf (siehe Abb. 3).

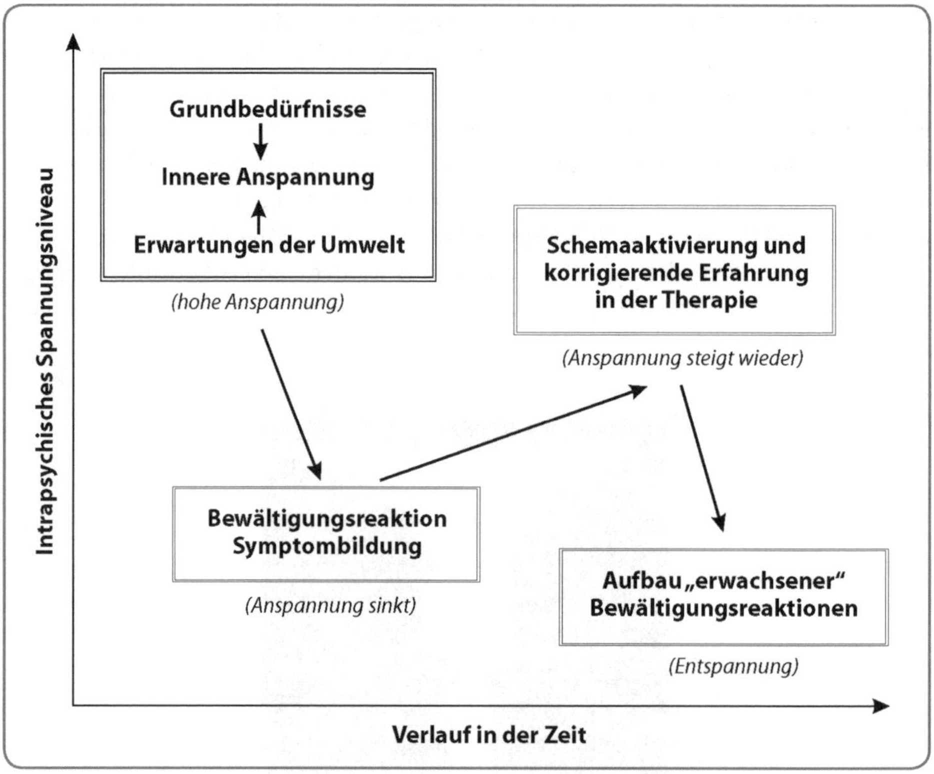

Abbildung 3: Emotionale Exposition und Verlauf der inneren Anspannung

Wie Bildinterpretationen oder ängstliches (phobisches) Vermeidungsverhalten bilden auch komplexere zwischenmenschliche Verhaltensmuster erlernte, eingebrannte neuronale Strukturen bzw. Attraktoren aus. Eine bestimmte soziale Konstellation, zum Beispiel eine Konkurrenzsituation, löst auf diesem Wege fast reflexhaft ein bestimmtes Sozialverhalten aus. Den betroffenen Menschen ist aber nicht bewusst, dass sie sich aufgrund von früheren Beziehungserfahrungen so verhalten, sondern ihr Verhalten erscheint ihnen ganz selbstverständlich. Jeffrey Young spricht daher in seinem Buch *Sein Leben neu erfinden* von sogenannten „Lebensfallen“[1]. Die Menschen neigen dazu, die gegenwärtigen Interaktionspartner so wahrzunehmen, wie sie es von ihren früheren Sozialpartnern unbewusst gelernt haben.

Dazu ein Beispiel: Ein älteres Geschwister wird Kollegen am Arbeitsplatz oder andere Autofahrer im Straßenverkehr unbewusst als Konkurrenten wahrnehmen, die man sich am besten vom Leib oder unter Kontrolle hält. Genauso hat es nämlich früher ein jüngeres Geschwisterkind wahrgenommen (oder nimmt es immer noch so wahr). Auf diesem Weg dringen die früheren Lernerfahrungen unbewusst immer wieder in das Verhalten der Gegenwart ein. Die Gegenwart wird unbewusst nach den Erfahrungen aus der Vergangenheit gestaltet. Gerald Edelmann nennt das die „erinnerte Gegenwart“[7]. Dadurch werden aber die Reaktionsflexibilität und das Entwicklungspotenzial begrenzt. Einfacher ausgedrückt: Es gibt keine Zukunft, die anders ist als die Vergangenheit. Diese unbewusste Fixierung auf die in der Vergangenheit erworbenen Verhaltensmuster beschreibt recht gut das Erleben vieler Menschen mit Persönlichkeitsstörungen, die daran verzweifeln, dass alle neuen Beziehungen immer wieder nach dem alten Muster verlaufen. Sie wissen aber nicht, dass sie in einer veränderbaren Lebensfalle sitzen und nicht Opfer eines unbeeinflussbaren Schicksals sind! Gelingt es den Patienten in der Therapie, zum Beispiel bei einer Imaginationsübung (siehe Kap. 6.2.1), zu erkennen, wie sich das vergangene Erleben immer wieder unerkannt in die Gegenwart hineinschiebt, können sie sich aus der Fixierung in die starren Bewältigungsmuster leichter lösen.

Dazu ein Fallbeispiel von „Susanne“, das uns im Weiteren durch das Buch begleiten wird:

Fallbeispiel:

Susanne ärgert sich immer wieder darüber, dass ihr Mann später nach Hause kommt als vereinbart. Sie sitzt dann angespannt in der Wohnung, macht sich Sorgen und entwickelt Befürchtungen, dass ihm etwas passiert sein könnte. Durch ihre Anspannung kann sie sich aber auch auf nichts anderes konzentrieren. Manchmal trinkt sie Likör, um sich zu entspannen. Wenn der Mann nach Hause kommt versucht er ihr zu erklären, dass er in der angespannten wirtschaftlichen Situation froh ist, überhaupt einen Arbeitsplatz zu haben, und sich nicht traut, dem Chef die Bitte, länger zu bleiben, abzuschlagen. Er hat ihr sogar schon ein Schreiben des Chefs mitgebracht, in dem er die Überstunden begründet. Sie fühlt sich von ihm aber nur hingehalten, beschimpft ihn und es kommt immer wieder zu eskalierenden Streitigkeiten. Nachher hat sie dann regelmäßig Schuldgefühle und versucht, durch besondere Freundlichkeit ihre Ausfälligkeiten wiedergutzumachen.

In der Imagination kommt in ihr eine Szene hoch, wie sie im Hort immer als Letzte abgeholt und lange auf die Eltern warten musste. Sie kann erkennen, dass es damals wie heute die gleichen Gefühle ohnmächtiger Wut sind. Nachdem sie in der Imagination ihren Gefühlen gegenüber ihren Eltern Ausdruck verleihen konnte, fühlt sie sich innerlich kräftiger. Beim Wechsel in die Gegenwartsszene kann sie dem Mann die Zusage abtrotzen, sich wenigsten rechtzeitig zu melden, wenn er sich verspätet. Dadurch ist sie beruhigt und kann sich auf andere Dinge konzentrieren, bis er kommt, und braucht nicht „wie ein kleines Kind“ zu warten.

Bildlich kann man die alten Muster mit Schubladen vergleichen, die unerwartet aufspringen und deren Inhalt einen überflutet. Der Mann stößt durch sein Zuspätkommen die Schublade zwar auf, aber das geht nur, weil die Patientin sie bereits in ihrer Kindheit angelegt hat. Der Mann ist der Auslöser der Gefühle, aber nicht der Verursacher. Durch ihre Schublade sieht sie den Mann durch die gleiche „Schema-Brille“ wie damals ihre Eltern. Ohne das Wissen um ihre Schublade wird sie die Ursache ihrer Wutgefühle in ihrer äußeren Gegenwartsumgebung suchen und den Mann anklagen. Erst als sie sich mit ihrer alten Schublade vertraut gemacht hat, kann sie ihren eigenen inneren Anteil an ihrer Wut erkennen und sich besser zurückhalten. Ohne die Schublade würde sie anders reagieren. Eine Frau beispielsweise, die früher von ihren Eltern immer gegängelt und kontrolliert wurde, wäre vielleicht froh, noch etwas Zeit für sich zu haben, bevor sie sich ihrem Mann zuwenden und sich dessen Geschichten von der Arbeit anhören muss …

Die Einsicht in die „Lebensfallen“ allein führt aber noch nicht zu einer Verhaltensveränderung, da das Verhalten stark von den früher erworbenen Schemata geprägt wird. Young spricht davon, dass das Verhalten „schemagetrieben“ sei. Die spontanen Verhaltensmuster müssen also zunächst blockiert werden, um einen Freiraum für neue Verhaltensmuster zu schaffen. Fred Kanfer, der Begründer der Selbstmanagementtherapie[8], beschrieb das mit folgenden Worten: „Automatisiertes Verhalten muss zunächst von kontrolliertem Verhalten abgelöst werden, das dann durch Üben wieder in ein automatisches Verhalten übergehen kann.“ Übertragen auf das Schemamodell bedeutet das: Schemaaktivierungen lassen Menschen dazu tendieren, mit automatisierten Bewältigungsreaktionen zu antworten. Diese müssen zunächst unterbrochen werden, damit aus dem neu in der Therapie aufgebauten Modus des sogenannten „gesunden Erwachsenen“ kontrolliert neue problemlösende Verhaltensweisen auftrainiert werden können. Ebenso wie früher die alten starren Bewältigungsreaktionen führen auch die jetzt flexibler eingesetzten neuen Bewältigungsreaktionen zu einer Spannungsreduktion, wobei das System aber an Komplexität und damit an Anpassungsfähigkeit gewonnen hat.

2.2 Die Konsistenztheorie

Vertraute und stabile Umgebungsbedingungen führen zu einem niedrigen Aktivierungs- bzw. Spannungszustand des Systems. Äußere Reize, die nicht auf bereits gebildete neuronale Erregungsbereitschaft treffen, bringen das System in einen instabilen Zustand, bis ein neues Muster (bzw. ein neuer Attraktor) gebildet wird. Emotional wird das als Anspannung bzw. „Stress" erlebt, körperlich bewirkt das eine Aktivierung des sympathischen Nervensystems, eine verstärkte Cortisol-Ausschüttung und sogenannte Bereitstellungsreaktionen des Körpers, die Kampf- oder Fluchtverhalten ermöglichen sollen. Führt die kurzzeitige Stressaktivierung dazu, dass neue Attraktoren gebildet werden, hat sich das System weiterentwickelt bzw. etwas dazugelernt. Dies führt zu einem Zuwachs an Fähigkeiten. Kann das System nicht in einem überschaubaren Zeitraum durch ein neu gefundenes Verhalten die Anspannung reduzieren, wird die Tendenz stärker, in vertraute, stabile, alte Funktionszustände zurückzugehen. Dadurch stabilisiert sich das System auf einem niedrigeren Funktionsniveau und neigt zur Erstarrung bzw. Verhaltensfixierung.

Problemverhalten bzw. psychische Störungen können in diesem Sinne als starre, spannungsreduzierende, früh erworbene Bewältigungsreaktionen verstanden werden. Hat sich zum Beispiel ein Kind bei dem Versuch, seine Umgebung zu entdecken, erschreckt oder wurde bestraft, liegt es nahe, in Zukunft derartige Erfahrungen zu vermeiden und sich zurückzuziehen. Konnte hingegen früher durch überangepasst-untergeordnetes Verhalten Zuwendung der Bezugspersonen gewonnen werden, liegt es nahe, dass dieses Muster auch später unbewusst beibehalten wird. Gelang es früher, sich durch aggressiv-dominantes Verhalten lästige Geschwister vom Leib zu halten, kann dies später als entsprechendes Konkurrenz- und Dominanzstreben in Erscheinung treten. Auch depressives Rückzugsverhalten führt zu einem spannungsarmen, vertrauten Zustand, wenn alle Versuche, die Umgebung zu beeinflussen, regelmäßig scheiterten. Das depressive Rückzugs- oder ängstliche Vermeidungsverhalten im Erwachsenenalter mag jetzt sinnlos und dysfunktional wirken. Zum Zeitpunkt, als es angelegt wurde, war es durchaus wirksam, da aktive, nach außen gerichtete Bewältigungsstrategien möglicherweise nicht erlaubt waren.

Um diese starr und maladaptiv gewordenen Verhaltensmuster zu unterbrechen, geht man in einer Schematherapie analog zum sogenannten Expositionsverfahren bei Angst- oder Zwangsstörungen vor: Die alten Bewältigungsreaktionen müssen unterlassen werden, wodurch die innere Anspannung erst einmal ansteigt. Dieser Spannungsanstieg muss wie bei der Angstexposition in Kauf genommen werden, während gleichzeitig aus einer selbstreflexiven Haltung nüchtern auf das geschaut wird, was in der aktuellen Situation tatsächlich passiert (siehe Abb. 3). Der Vergleich zwischen den unbewusst durch die alten Erfahrungen entstandenen Befürchtungen und der jetzigen Situation zeigt, dass heute eine andere Auflösung möglich ist. Das wird Diskriminationslernen genannt. Wenn die Patienten in der selbstreflexiv-kritischen Beobachtungshaltung bleiben und genau genug hinschauen, können sie erkennen, worin sich das Verhalten des Therapeuten von dem der früheren Beziehungspartner unterscheidet. Zum Beispiel verhält sich der Therapeut nicht so entwertend oder so ungeduldig wie andere Menschen früher oder geht auf Wünsche ein.

Daher ist eine Technik in der Schematherapie, den Therapieablauf zu unterbrechen, in eine gemeinsame Beobachterperspektive zu wechseln und den Ablauf sachlich zu analysieren. So können Gemeinsamkeiten und Unterschiede erkannt und sogenannte „korrigierende emotionale Erfahrungen" gemacht werden, die zeigen, dass es Ausnahmen von den früher gebildeten Erwartungen gibt. Nach und nach wird so ein neuer flexiblerer Umgang mit den Aktivierungssituationen angelegt und durch Training (z. B. in Rollenspielen) ausgebaut. Die innere Anspannung sinkt dabei tiefer ab, als das früher bei den alten Bewältigungsreaktionen der Fall war. Damit sich die Patienten auf den Spannungsanstieg einlassen, brauchen sie eine gute, vertrauensvolle Beziehung zum Therapeuten. Etwas überspitzt könnte man sagen: Die Patienten lassen sich nur auf den für sie ängstigenden Spannungsanstieg ein, weil sie dem Therapeuten vertrauen und ihn nicht enttäuschen wollen. Damit wird der Therapeut zum Katalysator beim Aufbau neuer Verhaltensmuster. Durch Formulierungen wie: „Das schaffen wir schon, ich lasse Sie nicht im Stich!" kann die Bindung verstärkt werden.

2.3 Die Grundbedürfnisse

Es gibt verschiedene Zusammenstellungen menschlicher Grundbedürfnisse. Neben den körperlichen hat Klaus Grawe[5] mit Bezug auf Seymour Epstein vier seelische Grundbedürfnisse formuliert:

1. Verlässliche *Bindungen* zu anderen Menschen als Grundlage für eine Autonomieentwicklung,
2. eine Tendenz zur *Selbstbehauptung*, verbunden mit dem Gefühl der *Orientierung* bzw. *Kontrolle* darüber, dass die Umgebungsbedingungen stabil und vorhersagbar sind, damit komplexitätssteigernde neue Erfahrungen gemacht werden können,
3. *Selbstwerterhöhung* mit dem Ziel, vor sich und anderen gut dazustehen sowie
4. *Lust oder Unlustvermeidung* als verhaltenssteuerndes Prinzip für Annäherungs- oder Vermeidungsverhalten.

Bindung und Selbstbehauptung scheinen die beiden grundlegenderen Bedürfnisse zu sein und Lust lässt sich am entspanntesten in sicheren Bindungen genießen. Selbstwerterhöhung ist neben Kontrolle und Autonomie ein Aspekt der Selbstbehauptung. Um das Modell möglichst einfach zu halten, werden wir im Weiteren daher verstärkt mit den beiden grundlegendsten Bedürfnissen, nämlich Bindung und Selbstbehauptung, arbeiten. Das sind gewissermaßen die beiden „Beine", auf denen wir in einem ausgewogenen Leben stehen.

Das erste Grundbedürfnis, das in der frühen Kindheit befriedigt werden muss, ist das Bindungsbedürfnis. Die Menschen sind biologisch auf Bindung hin ausgerichtet, da sie sonst als „physiologische Frühgeburt" nicht überlebensfähig wären. René Spitz schrieb bereits 1946, dass Säuglinge sterben würden, wenn sie nicht genug Bindung erhielten[9]. Wenden sich dagegen die Eltern verlässlich dem Säugling zu, wenn er es braucht, entsteht eine sichere Bindung. Unterbleibt diese verlässliche und geduldige Zuwendung, kann der Säugling in zwei Richtungen reagieren: Er kann versuchen, sich verstärkt den Erwartungen der Umgebung anzupassen, um dadurch die Gunst der Beziehungspersonen zu gewinnen und mehr Zuwendung zu erfahren. Dabei baut er in sich ein inneres Bild der Erwartungshaltung der Umgebung auf. Dies nennt man im Schemamodell den Modus der inneren Kritiker oder Bewerter, die sich wie eine antreibende oder strafende innere Stimme zeigen und die alten Regeln und Werte vertreten. Früher wurde dieser Modus „innerer Elternmodus" genannt. Da sich die Bewertungen aber aus vielen Quellen speisen (z. B. auch Geschwister, Peers oder andere Bezugspersonen) und Patienten bei „Elternmodus" zu sehr an die realen Eltern denken, hat sich inzwischen die neutralere Bezeichnung eingebürgert.

Verhält sich der Mensch im Sinne der inneren Kritiker, reduziert er die Konflikte zwischen sich und der Umgebung. Der Preis ist, dass eigene Bedürfnisse nach Selbstwerterhöhung und Lust möglicherweise zurückgestellt werden müssen. In diesem Beziehungsmuster orientieren sich Menschen verstärkt an den Erwartungen der Umgebung und reagieren mit Angst, sobald sich die Bezugspersonen zurückziehen. Das nennt man einen *unsicher-ambivalenten* bzw. *verstrickten Bindungsstil.* Diese Menschen sind sozusagen „übersozialisiert", was von der Umwelt im Regelfall gerne gesehen wird, aber langfristig zu Depressionen oder Somatisierungsstörungen führen kann, weil dabei die eigenen selbstwert- und lustorientierten Tendenzen übermäßig gehemmt werden müssen.

Waren die Bezugspersonen nicht verlässlich verfügbar, suchen die betroffenen Menschen womöglich weniger die Bindung, sondern bemühen sich verstärkt darum, die Umgebung zu verstehen und zu kontrollieren. Eine gewisse Sicherheit und Kontrolle über die Umgebung verleiht ihnen mehr Stabilität, als sich immer wieder in frustrierende Bindungssituationen zu begeben. Der daraus resultierende Bindungsstil wird *unsicher-vermeidende* bzw. *distanzierte Bindung* genannt. Die entsprechenden Menschen können sehr autonom und selbstsicher wirken und sie versuchen, über Macht und Wissen Kontrolle über ihre Umgebung auszuüben. Menschen dieses Bindungstyps sind häufig selbstständig oder streben führende Positionen an bzw. bevorzugen Arbeitsplätze, wo sie auf sich selbst gestellt sind.

Der Preis dieses Bindungsmusters ist eine gewisse Unfähigkeit, sich auf enge Begegnungen einzulassen, was sich negativ auf Paarbeziehungen auswirken kann. Häufig suchen diese Menschen sich unterordnungsbereite, unsicher-ambivalente Beziehungspartner, die sich von ihnen führen lassen und ihre Kontrollbemühungen nicht infrage stellen. Bei Menschen diesen Bindungsstils kann es passieren, dass sie zu wenig die Erwartungen der Umwelt in ihren eigenen Überlegungen berücksichtigen und daher „untersozialisiert“ wirken und sich schlecht unterordnen bzw. Grenzen einhalten können.

Beide Bindungsstile und die dazu passenden Bewältigungsstile der Unterordnung bzw. der Überkompensation oder Dominanz können die Persönlichkeit über lange Zeit stabilisieren, insbesondere wenn ein passender Partner gewählt wird. Diese „komplementären Dyaden“ (d. h. Zweierbeziehungen) können perfekt zusammenspielen, sodass Jürg Willi[10] sie „kollusive“ Beziehungsmuster nannte (vom Lateinischen co-ludere, d. h. zusammenspielen). Inzwischen wurde ein schematherapeutisches Modell dieser Interaktionsmuster, der sogenannten Moduszirkel, in dem Buch „Passt doch! Paarkonflikte verstehen und lösen mit der Schematherapie“ (siehe Anhang) beschrieben.

Es gibt aber auch Menschen, denen es nicht möglich war, sich durch Unterordnung Bindung zu sichern oder durch Überkompensation stabile Kontrolle zu erwerben. Dies kann dann der Fall sein, wenn die Bezugspersonen einerseits keine sichere emotionale Basis waren, andererseits aber auch Autonomie stark eingrenzten oder sogar unvorhersehbar bestraften. Da die unter diesen Bedingungen aufgewachsenen Menschen keine andere Form von Bindung kennengelernt haben, gewöhnen sie sich an diese Form. Dies ist zum Beispiel bei Familien der Fall, in denen körperliche oder sexuelle Gewalt herrscht. Die Kinder sind dann geneigt, im Sinne der gebildeten Attraktoren auch später Partner zu suchen, die sie emotional vernachlässigen und körperlich oder auch sexuell misshandeln, bis hin zu sadomasochistischen Beziehungsformen. Diese Neigung, sich stark von solchen Partnern angezogen zu fühlen, die einem eigentlich nicht guttun, nennt Jeffrey Young „Beziehungschemie“ (englisch: chemistry). Hinter dieser Partnerwahl steckt also kein unbewusster Wunsch nach Auflösung des alten Beziehungsmusters, sondern es sind schlicht Prozesse der Bahnung bzw. Attraktorenbildung. Die Menschen wählen unbewusst das, was sie kennen und was ihnen damit eine gewisse Vertrautheit und Sicherheit gibt.

Die Betroffenen stecken aber in einem Dilemma: Suchen sie Nähe, werden sie wieder verletzt werden. Ziehen sie sich zurück, fühlen sie sich leer und einsam. Sie reagieren mit zum Teil abrupt wechselnden Bewältigungsreaktionen auf dieses Dilemma: Entweder ziehen sie sich in eine gewisse Erstarrung und Gefühlsvermeidung bis hin zur Dissoziation zurück, was die Verletzungen weniger schmerzhaft macht und ein Minimum an Kontrolle und eine gewisse Unlustvermeidung ermöglicht. Dabei müssen sie aber die Grundbedürfnisse nach Lust- und Selbstverwirklichung zurückstellen und leben sie dann ersatzweise in Fantasie- oder Tagtraumwelten aus. Oder es kommt zu kurzen, intensiven, oft sexuell gefärbten Begegnungen, die jedoch nicht von Dauer sind, da bei einem tieferen Einlassen die alten Verletzungen erwartet werden. Nach einer anfänglichen Idealisierung (auch in der Therapie) kippen die Menschen bei den ersten Enttäuschungen rasch in eine Entwertung, um sich selbst zu schützen nach dem Motto: Lieber verlasse ich, als dass ich verlassen werde. Diesen Bindungsstil nennt man eine *desorganisierte Bindung.* Er kommt häufig bei Patienten mit Borderline-Störungen oder Gewalt- bzw. sexuellen Missbrauchserfahrungen vor.

Es ist nicht verwunderlich, dass der Beziehungsaufbau gerade zu dieser Gruppe von Patienten besonders schwierig ist. Sie brechen häufig die Therapie ab oder verleiten den Therapeuten dazu, seinerseits die Therapie zu beenden. Weiss und Sampson nennen dieses Verhalten im Rahmen ihrer Control-Mastery-Theorie „Beziehungstest"[2]. Die Beziehungsgestaltung der Schematherapie hilft, diese Beziehungstests zu bestehen und in einer reflexiv-verstehenden Haltung aufzulösen. Im weiteren Verlauf der Therapie sollen die Patienten wieder mit allen ihren Grundbedürfnissen in Kontakt kommen, damit sie in einer erwachsenen Weise eine ausgeglichene Grundbedürfnisbefriedigungsbilanz anstreben können.

3. Das Schemamodell

3.1 Schemaentstehung

Intensive und wiederholte negative emotionale Erlebnisse führen zu einer so starken Erregung der reagierenden Neuronen, sodass sie sich intensiver miteinander vernetzen und eine spezifische Erregungsbereitschaft ausbilden. Diese *Reaktionsbereitschaft* nennt man ein *Schema.* Man könnte dies als eine emotionale „Wunde" (bzw. Vulnerabilität) beschreiben. Wie eine körperliche Wunde kann ein Schema unbewusst bleiben, solange man es nicht berührt, d. h. solange das Schema nicht aktiviert wird. Daher sind sich die meisten Menschen ihrer Schemata gar nicht bewusst und reagieren sehr verwundert, wenn im Erwachsenenalter plötzlich ganz ungewohnte Erlebensweisen auftauchen, die sie von sich sonst nicht kennen, z. B. Panikanfälle. Sie suchen dann mit dem Verstand im aktuellen Umfeld nach Ursachen für diese Gefühlsaktivierungen (siehe Fallbeispiel im Kapitel 2.1). Befragt man z. B. Panikpatienten gezielt nach Hinweisen auf stark angstauslösende Situationen in der Kleinkindzeit, werden häufig aus Erzählungen bekannte Ereignisse genannt, für die aber keine bewusst zugänglichen Erinnerungen auf der Gefühlsebene bestehen. Patienten geben z. B. an, in frühster Kindheit im Krankenhaus gewesen, beinahe einmal erstickt oder ertrunken (z. B. durch Verschlucken) oder verloren gegangen zu sein. Häufig schildern sie, dass das „ja gar nicht so schlimm gewesen" sei, was möglicherweise eher die Bewertungen der Bezugspersonen wiedergibt als das eigene Erleben. Bevor im sprachverbundenen Gedächtnissystem Erinnerungen angelegt werden, werden aber auf der emotionalen und körperlichen Ebene Gedächtnisinhalte gespeichert, die durch bestimmte Schlüsselreize (sogenannte Trigger) aktiviert werden können. Diese Art von Aktivierung durch Trigger nennt man „Bottom-up"-Aktivierung, weil sie unbewusst aus den tieferen Hirnstrukturen heraus erfolgt. Eine Aktivierung, die von bewussten Denkvorgängen ausgeht, nennt man „Top-down"-Aktivierung. Zur Veranschaulichung der „Bottom-up" Aktivierung ein Fallbeispiel:

Fallbeispiel:

Eine Patientin entwickelte nach einer Vollnarkose eine kaum beeinflussbare Panikstörung mit starken Todesängsten. In einer Imaginationsübung erinnerte sie sich über die Affektbrücke des Gefühls, in Ohnmacht zu fallen, an das Tapetenmuster ihres Kinderzimmers. Kurz danach fiel ihr ein, dass sie in diesem Zimmer beinahe erstickt wäre, weil sie sich die Schnur, mit der ihre Bettdecke befestigt war, um den Hals gewickelt hatte. Sie sei wohl schon ganz blau gewesen, als sie von den Eltern in letzter Sekunde noch gerettet wurde. Nach dieser Erkenntnis konnte die Patientin deutlich leichter eine innere Distanz zu den Panikanfällen aufbauen und die Gefühle top-down kognitiv „herunterregulieren".

Ein Schema bewirkt bei seiner erneuten Aktivierung, dass alle Funktionssysteme des betroffenen Menschen in einer ganz bestimmten Weise reagieren und so z. B. das komplexe Bild eines Panikanfalls bewirken. Bildlich gesprochen geht die in der Kindheit angelegte „Panikschublade" auf und alle Gedanken (Kognitionen), Emotionen, Körpergefühle und unbewussten körperlichen (physiologische) Aktivierungszustände werden „auf Panik geschaltet". Die Aktivierung eines Schemas führt also zu einer spezifischen Aktivierung sehr verschiedener neuronaler Systeme in unterschiedlichen Strukturen in einer ganz spezifischen Weise. Die Betroffenen interpretieren so die aktuelle Situation immer mehr im Sinne der Schemata und reagieren mit zunehmend starren Bewältigungsreaktionen. Die Schemata treiben das Verhalten in die vorgeprägten, alten Bahnen, bleiben den Patienten selbst aber unbewusst. Sie denken, dass sie immer wieder neu in den aktuellen Situationen spontan so reagieren, während tatsächlich das Erleben und Verhalten durch die Schemata teilweise vorbestimmt wird.

Im Prozess der Schematherapie werden die aus den Schemata hervorgehenden Aktivierungszustände vom Therapeuten „markiert", beschrieben und auf die früh erworbenen Schemata zurückgeführt. Dadurch wird den Patienten nach und nach deutlich, wie sehr die alten Erfahrungen aus der Vergangenheit die Gegenwart unbewusst beeinflussen. Dies sind die von Jeffrey Young sogenannten „Lebensfallen". Das Wissen um diese Fallen und der Aufbau einer parallelen, bewusst-rational geführten Handlungsregulation zu dem automatisierten, schemagetriebenen Verhalten erlaubt, im Falle einer Schemaaktivierung die Handlungstendenz zu unterbrechen und nicht dem „emotionalen Autopiloten" zu folgen, wie Jon Kabat-Zinn es nennt[11]. Dieser Prozess kann mit dem Bild einer Gangschaltung verglichen werden: Während der Mensch zunächst geneigt ist, im alten Gang zu bleiben, kann dieser durch einen bewussten Akt herausgenommen und im Leerlauf ganz gezielt eine Wahl getroffen werden, welcher Gang nun eingelegt werden soll (siehe Abb. 4).

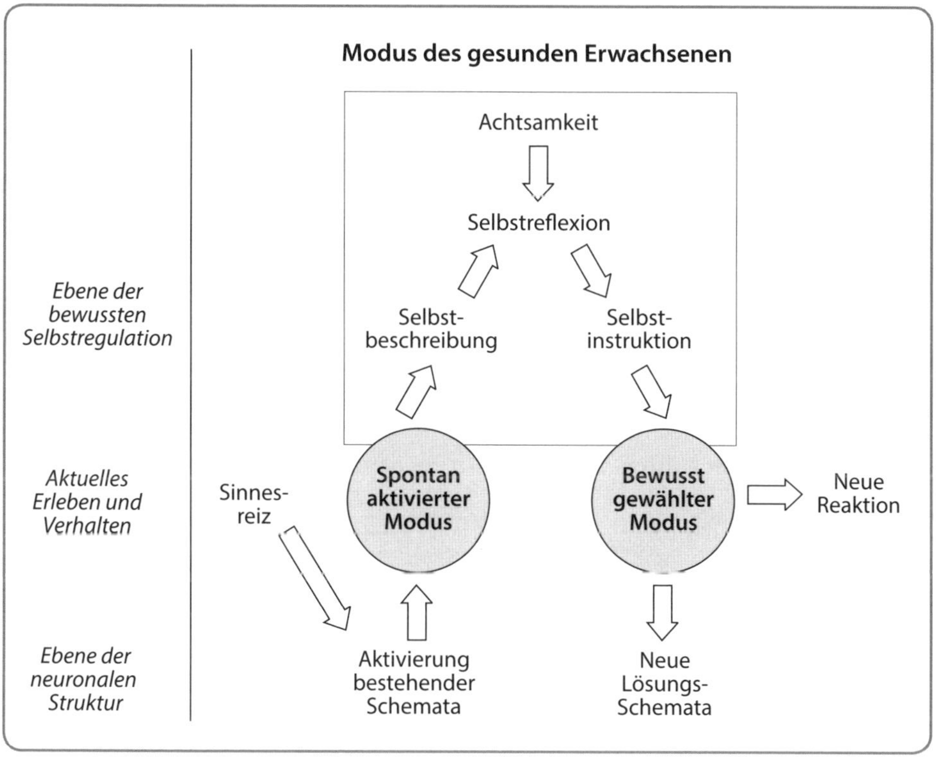

Abbildung 4: Die Funktion des Modus des gesunden Erwachsenen

Man kann das zum Beispiel üben, indem man einem bestimmten Willensimpuls gerade *nicht* folgt, beispielsweise indem man an einer gelben Ampel anhält, obwohl man spontan den Impuls hätte, weiterzufahren. Man kann auch gezielt einen anderen Brotbelag wählen, als man spontan nehmen würde, Kleidungsstücke vorsätzlich in einer veränderten Reihenfolge anziehen oder eine Zigarette nicht rauchen, zu der es einen eigentlich drängt. Es gibt im Alltag eine Unzahl von Möglichkeiten, durch bewusste Entscheidungen den autonomen Entscheidungsprozessen entgegenzuarbeiten. Hier zeigen sich Reste einer sogenannten „praktischen Willensfreiheit". Diese auszubauen ist für das Gelingen einer Schematherapie sehr wichtig. Um diesen Handlungsfreiraum zu betonen, gehören bei einer Schematherapie die gezeigten Bewältigungsreaktionen nicht zum Schema selbst. Das aktivierte Schema drängt einen lediglich zu einer bestimmten Handlung. In der Therapie wird versucht, die letztlich unvermeidbare Schemaaktivierung von der Ausführung der Bewältigungsreaktion zu trennen, um neue, erwachsene Bewältigungsreaktionen zu initiieren. Ziel der Therapie ist also ausdrücklich nicht, das durch die Schemaaktivierung bewirkte Erleben zu verhindern (z. B. Angstgefühle oder Anspannung), sondern die symptomverstärkenden Handlungen zu verändern, also nicht panisch zu handeln, depressiv zu grübeln oder zum Spannungsabbau zu trinken.

Aus der praktischen Beobachtung ihrer Patienten heraus haben Jeffrey Young und seine Kollegen im Laufe der Zeit 18 Schemata benannt, die in einem zweiten Schritt dann theoretisch auf ihre Trennschärfe untersucht wurden. In diesem Sinne sind die Schemata auch keine vollständige Systematik oder Persönlichkeitstypologie, sondern erfahrungsbasierte, häufige Erlebensweisen bzw. Handlungstendenzen. Die Schemata können entsprechend den dahinter stehenden, frustrierten Grundbedürfnissen fünf Domänen zugeordnet werden (siehe Tab. 1). Die Grundbedürfnisse werden von Young geringfügig anders formuliert als in der vierten Spalte von Tabelle 1, in der die Vorschläge von Klaus Grawe (siehe Kap. 2.3) aufgegriffen werden. Young selbst verwendet an verschiedenen Stellen etwas unterschiedliche Bezeichnungen für die Schemata. Daher rühren die Klammern bei der folgenden Beschreibung.

Nr.	Schema	Domäne	Grundbedürfnis
1. 2. 3. 4. 5.	Emotionale Vernachlässigung Verlassenheit / Instabilität (im Stich gelassen) Misstrauen / Missbrauch Isolation Unzulänglichkeit	Abgetrenntheit und Ablehnung	Bindung
6. 7. 8. 9.	Erfolglosigkeit / Versagen Abhängigkeit / Inkompetenz Verletzbarkeit Verstrickung / unentwickeltes Selbst	Beeinträchtigung von Autonomie und Leistung	Kontrolle nach außen (Autonomie)
10. 11.	Anspruchshaltung / Grandiosität (besonders sein) Unzureichende Selbstkontrolle / Selbstdisziplin	Beeinträchtigung im Umgang mit Begrenzungen	Selbstkontrolle (nach innen)
12. 13. 14.	Unterwerfung / Unterordnung Aufopferung Streben nach Zustimmung und Anerkennung (Beachtung suchen)	Fremdbezogenheit	Selbstwerterhöhung
15. 16. 17. 18.	Emotionale Gehemmtheit Überhöhte Standards (unerbittliche Ansprüche) Negatives hervorheben Bestrafungsneigung	Übertriebene Wachsamkeit und Gehemmtheit	Lust- / Unlust-Vermeidung

Tabelle 1: Schemata – Domänen – Grundbedürfnisse

3.2 Die Beschreibung der Schemata

1. Domäne – Abgetrenntheit und Ablehnung

(entstanden durch die Frustration des Bindungsbedürfnisses):

1. *Emotionale Vernachlässigung:*
   Bewirkt ein Gefühl, von anderen trotz ihrer Anwesenheit emotional nicht das zu bekommen, was man braucht.
2. *Verlassenheit und Instabilität* (im Stich gelassen):
   Entsteht, wenn das Kind über zu lange Zeit und unvorhergesehen tatsächlich im Stich gelassen wurde.
3. *Misstrauen / Missbrauch:*
   Dieses Schema ist die Folge der Erfahrung, von anderen emotional, physisch oder sexuell verletzt, missbraucht, gedemütigt, betrogen, belogen, manipuliert oder ausgenutzt zu werden. Als Reaktion werden die Betroffenen dann misstrauisch.
4. *Isolation:*
   Dieses Schema entsteht in der Regel erst in der späteren Kindheit und Jugendzeit infolge von Ausgrenzungen, Demütigungen und nachfolgendem Rückzug.
5. *Unzulänglichkeit / Scham:*
   Entwertende Kritik von Bezugspersonen kann zu einem diffusen Gefühl führen, minderwertig, schlecht, unerwünscht und nicht liebenswert zu sein.

2. Domäne – Beeinträchtigung von Autonomie und Leistung

(entsteht durch die Frustration des Kontroll- und Sicherheitsbedürfnisses der Umwelt gegenüber):

6. *Erfolglosigkeit / Versagen:*
   Das Schema wird gefördert durch überkritische, leistungsbezogene Rückmeldungen von Bezugspersonen und führt zu einem Mangel an Selbstvertrauen.
7. *Abhängigkeit und Inkompetenz:*
   Dieses Selbsterleben entsteht, wenn dem Betroffenen z. B. durch überkontrollierende Eltern zu viele Entscheidungen abgenommen werden.
8. *Verletzbarkeit:*
   Eine überfürsorglich-ängstliche Haltung der Bezugspersonen kann dazu führen, dass sich die Betroffenen immanent von Katastrophen oder schlimmen Ereignissen bedroht fühlen, ohne sich angemessen schützen zu können.

9. *Verstrickung/unterentwickeltes Selbst:*
   Dieses Schema beschreibt eine übermäßige Verbundenheit mit engen Angehörigen (Eltern oder Partner). Das eigene Lebensglück wird von der Zufriedenheit der anderen abhängig gemacht. Ohne den Kontakt zur Familie entstehen Gefühle von Leere, Unsicherheit und ein Mangel an Orientierung.

3. Domäne – Beeinträchtigung im Umgang mit Begrenzungen

(entsteht durch einen Mangel an Grenzsetzungen und dadurch zu geringer Kontrolle nach innen):

10. *Anspruchshaltung/Grandiosität (besonders sein):*
    Die Betroffenen nehmen für sich entsprechend besondere Rechte und Privilegien in Anspruch (z. B. sich nicht an Verkehrsregeln halten zu müssen). Ebenso erwarten sie, auch zu bekommen, was sie begehren. Ein Gespür für die Bedürfnisse und Empfindungen anderer fehlt.

11. *Unzureichende Selbstkontrolle/Selbstdisziplin:*
    Mangelnde Forderungen in der Kindheit mindern die Bereitschaft, sich anzustrengen, Frustrationen zu tolerieren, eigene Gefühle zu regulieren und sich einzuordnen.

4. Domäne – Fremdbezogenheit

(führt zu einer Frustration des Bedürfnisses nach Selbstwerterhöhung)

12. *Unterordnung/Unterwerfung:*
    Dies Schema entsteht, wenn die Bezugspersonen nachhaltig das Gefühl vermitteln, dass die Gefühle, Bedürfnisse und Wünsche des Kindes keine Bedeutung haben. Dies kann langfristig zu passiv-aggressivem Verhalten, unkontrollierten Wutausbrüchen, psychosomatischen Symptomen, Substanzabhängigkeiten oder generalisierten Gefühlsverflachungen führen.

13. *Aufopferung:*
    Benutzen Bezugspersonen Kinder verstärkt zur Bewältigung eigener Probleme, entwickeln die Betroffenen häufig das Bedürfnis, die Wünsche anderer Menschen zu erfüllen, um dadurch ein Minimum an Zuwendung zu bekommen.

14. *Streben nach Zustimmung und Anerkennung (Beachtung suchen):*
    Drängen Bezugspersonen übermäßig auf sozial erwünschtes Verhalten, kann das später zu der Tendenz führen, die Aufmerksamkeit oder Bewunderung anderer Menschen auf sich zu ziehen, um dadurch den Selbstwert zu steigern.

5. Domäne – übertriebene Wachsamkeit und Gehemmtheit
(führt zu einer Unterdrückung des Grundbedürfnisses nach Lust und Freude):

15. *Emotionale Gehemmtheit:*
Harte Eingrenzungen und Bestrafungen können hemmen, sich spontan und impulsiv zu verhalten, weil eine latente Angst besteht, sich „daneben"zubenehmen und beschämt zu werden.

16. *Überhöhte Standards* (Unerbittliche Ansprüche):
Dieses Schema entsteht durch übermäßige Leistungsanforderungen der Eltern. Es führt zu Perfektionismus, strengen internalisierten Leistungsanforderungen und der Tendenz, immer effektiv und zeitsparend zu leben.

17. *Negatives hervorheben / Pessimismus:*
Menschen mit diesem Schema zeichnen sich durch einen durchgängigen Persönlichkeitszug von Negativität bzw. Pessimismus aus. Sie sind anhaltend besorgt über anstehende Verschlechterungen bzw. Krisen und suchen nach Anzeichen für deren Beginn.

18. *Bestrafungsneigung:*
Das Schema führt dazu, Fehler oder Schwächen bei sich oder bei anderen nicht zu tolerieren und tendenziell hart zu bestrafen. Normabweichendes Verhalten wird abgelehnt, Ausnahmen von Regeln werden nicht toleriert.

Young unterscheidet zwei Arten von Schemata: zum einen die sogenannten *unkonditionalen Schemata,* die unmittelbarer Niederschlag negativen emotionalen Erlebens sind. Dies sind vor allem die Schemata der ersten beiden Domänen. Auch die Schemata „Grandiosität (besonders sein)" und „Ungenügende Selbstkontrolle / Selbstdisziplin" können durch mangelnde Grenzsetzung bewirkte spontane Reaktionsbereitschaften sein. Daneben beschreibt Young sogenannte *konditionale Schemata,* die bereits auf Schemaebene Anpassungs- bzw. Bewältigungsreaktionen darstellen. Dies betrifft vor allem die vierte und fünfte Domäne. So kann zum Beispiel das Schema „Unterordnung" dazu beitragen, dass das Kind mehr Zuwendung erhält, um damit das Schema „Emotionale Vernachlässigung" abzuschwächen. Oder das Schema „Unerbittliche Ansprüche" soll verhindern, dass das Schema „Unzulänglichkeit / Scham" ausgelöst wird. In diesem Sinne kann ein Grandiositätsschema auch ein konditionales Schema sein, um zum Beispiel Verletzbarkeits- oder Unzulänglichkeitserleben zu verhindern.

3.3 Schemabewältigung

Young beschreibt *drei* grundsätzliche *Schema-Bewältigungsreaktionen,* die (neben den konditionalen Schemata) im zwischenmenschlichen Kontakt Schemaaktivierungen verhindern sollen: *Vermeidung, Kompensation* und *Erduldung* (siehe Abb. 5).

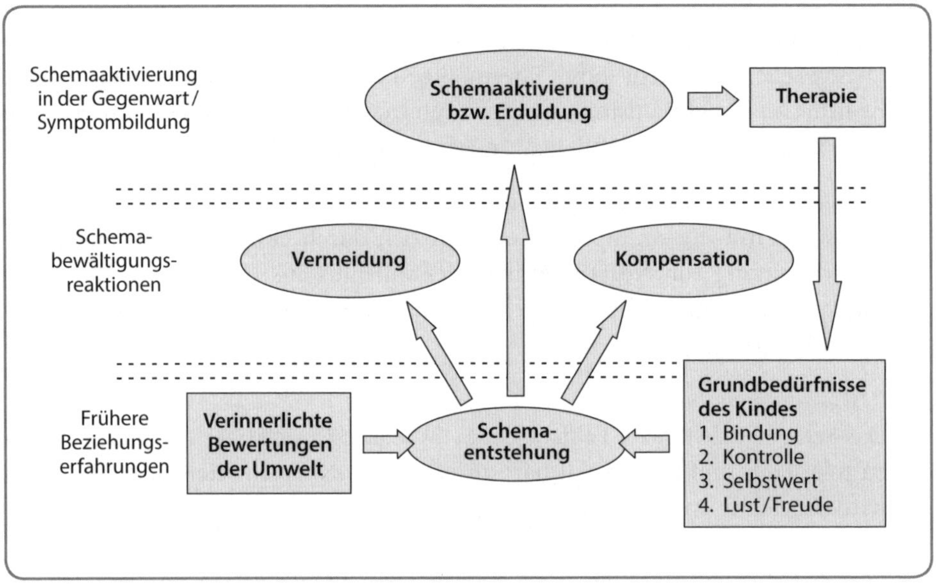

Abbildung 5: Schemaentstehung, Bewältigungsreaktionen und Therapie

In Tabelle 2 sind für alle Schemata Beispiele für die drei Bewältigungsreaktionen beschrieben. Grundsätzlich können Patienten Bewältigungsreaktionen z. T. sehr abrupt wechseln und situativ unterschiedlich einsetzen. Welche Bewältigungsreaktion in welcher Situation eingesetzt wird, hängt auch von der Konstitution oder dem aktuellen Kräftezustand ab. Befinden sich Menschen in einem gereizt-aktivierten Zustand, neigen sie eher zur Kompensation; fühlen sie sich schwach und verletzbar, werden sie geneigt sein, im Schema zu bleiben oder die Aktivierung zu vermeiden.

Werden Bewältigungsreaktionen sehr stabil eingesetzt, bildet sich ein durchgängiger Bewältigungsstil aus, wie in Kapitel 2.3 im Zusammenhang mit den Bindungsstörungen beschrieben. Das kann über viele Jahre zur Stabilisierung führen. Patienten mit stabilen Bewältigungsstilen kommen daher häufig erst jenseits der Lebensmitte in Behandlung, was sich in der Altersstruktur von psychosomatischen Kliniken deutlich niederschlägt. Über zwei Drittel der Patienten sind dort zwischen 35 und

50 Jahre alt. Langfristig engen starr eingesetzte Bewältigungsstile die Reaktionsflexibilität im Erwachsenenalter zunehmend ein und werden dadurch maladaptiv. Dies bedeutet, dass die Grundbedürfnisse nicht mehr ausreichend befriedigt werden können und die Patienten zunehmend unzufriedener und angespannter werden, was zu klinischen Symptomen bzw. konkreten Krankheitsbildern (z. B. Depressionen, Ängsten oder auch körperlichen Symptomen) führen kann. In einer Schematherapie werden aber nicht nur die vordergründige Symptomatik und die sichtbaren Bewältigungsreaktionen behandelt (was Rainer Sachse[12] die „Spielebene" nennt), sondern auf die hintergründigen Grundbedürfnisse und die verinnerlichten Bewertungen wird eingegangen, die die Bewältigungsreaktionen hervorgebracht haben (die sogenannte „Motivebene"). Gelingt es durch eine Schematherapie, dass Patienten einen Zugang zu ihren unbewussten emotionalen Motiven bzw. Grundbedürfnissen finden und sich besser von ihren unbewusst verinnerlichten Bewertungen distanzieren können, ist ihnen nachhaltiger geholfen als durch eine reine symptombezogene Behandlung.

Tabelle 2: Schemata und Schemabewältigung

Nr.	SCHEMA	ELTERNVERHALTEN	KOGNITION
1.	**Emotionale Vernachlässigung**	Vernachlässigung in Anwesenheit der Eltern – kaltes, ablehnendes Verhalten	„Ich bin wertlos und überflüssig. Ich muss alles selbst tun – von den anderen kann ich nicht viel erwarten."
2.	**Verlassenheit Instabilität** (im Stich gelassen)	Reale Abwesenheiten ohne Versorgung; Deprivation; auch unvorhersehbare Wechsel von Fürsorge und Alleinlassen	„Alles, was ich habe, werde ich wieder verlieren. Wenn es mal gut geht, hält das nie lange an!"
3.	**Missbrauch**	Emotionaler, körperlicher oder sexueller Missbrauch	„Andere sind gefährlich und werden mich verletzen. Ich habe es nicht besser verdient."
4.	**Soziale Isolation**	Ausgrenzungserfahrungen (oft erst im Jugendlichenalter); verstärkt bei sozialen oder ethnischen Minderheiten	„Ich bin anders als die anderen. Ich werde nicht verstanden. Ich habe keine Chance."
5.	**Unzulänglichkeit/ Scham**	Entwertungen und Herabsetzungen des Kindes (besonders vor anderen)	„Ich bin nicht o. k. und das werden die anderen bald merken. Ich bin an allem schuld."
6.	**Erfolglosigkeit/ Versagen**	Fehlende Unterstützung und Ermutigung	„Alle anderen können das besser. Ich werde das nie schaffen."
7.	**Abhängigkeit/ Inkompetenz**	Übervorsichtige Eltern; Überprotektion; Kinder nichts ausprobieren lassen	„Andere sind geschickter als ich – lieber frage ich die, was ich machen soll."
8.	**Verletzbarkeit**	Überbeschützende, ängstliche, kontrollierende Eltern	„Die Welt ist gefährlich, unberechenbar und feindlich. Du bist nie wirklich sicher."
9.	**Verstrickung/ unentwickeltes Selbst**	Kinder systematisch von sich abhängig halten; Schuldgefühle erzeugen; aktiv klammern	„Wir können ohne einander nicht sein. Ich bin schuld, wenn die anderen leiden."

ERDULDUNG	VERMEIDUNG	KOMPENSATION
Mangel an Selbstfürsorge; Selbstschutz und Selbstorganisation	Rückzug; einsamer Wolf; Tagträume	Andere ausnutzen; sich anklammern *oder* Helfersyndrom; **Aufopferung**
Eifersucht; Ängstlichkeit in Beziehungen; Beziehungen zu Menschen suchen, die nicht erreichbar sind	Keine Beziehung eingehen; Hobbys alleine ausüben; viele und oberflächliche Kontakte zur Ablenkung	Andere überfordern und kontrollieren *oder* andere von sich abhängig machen; Beziehungen abbrechen, bevor es die anderen tun; **besonders sein**
In missbrauchenden Beziehungen bleiben; Umgebung misstrauisch beobachten bzw. witternd „abscannen"	Beziehungsvermeidung; gleichgeschlechtliche Beziehungen; nichts von sich erzählen; andere nicht heranlassen	Sich feministisch überengagieren; Kampfsport; zuerst missbrauchen bzw. angreifen; **Bestrafungsneigung**
Sich nicht aktiv integrieren und als Minderheit fühlen und über die Ausgrenzung klagen	Fremden ausweichen; nur enge Verbindungen zur Familie oder Gleichgesinnten eingehen	Bewusst individualistischer Lebensstil oder großen Wert auf soziale Akzeptanz legen
Entwürdigende Arbeiten oder Beziehungen aufrechterhalten; sich nicht weiterentwickeln; Sündenbockrolle annehmen	Schweigender Rückzug; überwiegend Kontakt zu vertrauten Menschen eingehen; nicht viel sagen, lieber zuhören	**Unerbittliche Ansprüche**; einseitige Fähigkeiten ausbilden; Überkorrektheit *oder* grandiose Selbstüberschätzung mit Herabsetzung anderer
Unterfordernde Arbeit annehmen und beibehalten; Schicksalsergebenheit	Verbitterung; Resignation; sich nicht fortbilden; keine Risken eingehen	Unerbittliche Ansprüche; Perfektionismus *oder* die Leistung der anderen kleinmachen
Sich in Beziehungen übermäßig vom Partner abhängig machen; alleine kaum Entscheidungen treffen	Keine Verantwortung übernehmen; sich nie gegen mächtige andere stellen	Alles wissen und alleine entscheiden; Pseudoautonomie zeigen
Ständiges Suchen nach Hinweisen auf gefährliche Informationen und drohende Gefahren	Sich alleine nicht in neue oder unübersichtliche Situationen begeben	Absicherungsverhalten (viele Versicherungen abschließen); **negatives Hervorheben** *oder* aktives Risikoverhalten
Bindung an die Eltern nicht aufgeben; häufige Kontakte (z. B. tägliche Telefonate)	Keine anderen Beziehungen eingehen; Unruhe, wenn sich die anderen nicht melden	Rigide Abgrenzung; „Ersatzfamilien" (Wohngemeinschaften)

Nr.	SCHEMA	ELTERNVERHALTEN	KOGNITION
10.	**Anspruchshaltung/ Grandiosität** (besonders sein)	Fehlende Grenzsetzung oder **Kompensation** der Schemata „emotionale Vernachlässigung" oder „Unzulänglichkeit/Scham"	„Das steht mir zu. Ich bin etwas Besonderes. Ich muss mich nicht an die Regeln halten."
11.	**Unzureichende Selbstkontrolle/ Selbstdisziplin**	Schlechte Elternvorbilder; zu wenig Disziplinvermittlung bzw. Vernachlässigung durch abwesende oder überforderte Bezugspersonen	„Ich kann das nicht aushalten. Das schaffe ich sowieso nicht, das macht keinen Spaß – was soll das bringen?"
12.	**Unterwerfung/ Unterordnung**	Dominante, strenge Eltern, die keinen Widerspruch dulden	„Die anderen wissen es besser. Es hat keinen Sinn zu kämpfen, du verlierst letztendlich doch immer! Füge dich lieber."
13.	**Aufopferung**	Überforderte schwache Eltern; Kinder haben früh Funktionen der Eltern übernommen (sog. Parentifizierung)	„Ich muss den Laden am Laufen halten, ohne mich bricht alles zusammen."
14.	**Streben nach Zustimmung und Anerkennung** (Beachtung suchen)	Belohnung durch die Eltern bei Wohlverhalten; unsichere Bindung	„Ich muss es anderen recht machen, um geliebt zu werden."
15.	**Emotionale Gehemmtheit**	Kalte, unemotionale Eltern; Bestrafung von spontanem Verhalten	„Wenn ich meine Gefühle zeige, werde ich bestraft – also lieber nichts sagen."
16.	**Überhöhte Standards, enerbittliche Ansprüche**	Leistungsbezogene Zuwendung: „Liebe für Leistung"	„Nur wenn ich gut bin, bin ich etwas wert. Es geht immer noch etwas besser. Ich brauche keine Pausen."
17.	**Negatives hervorheben**	Überängstliche Eltern, die immer Katastrophen befürchten; Angst machende Drohungen	„Wenn es mal gut geht, kommt bald ein Übel: Da ist ein Haar in der Suppe!"
18.	**Bestrafungsneigung**	Eltern vermitteln das Gefühl, dass das Kind grundsätzlich böse ist und bestraft werden muss	„Was Hänschen nicht lernt, lernt Hans nimmermehr! Strafe muss sein!"

ERDULDUNG	VERMEIDUNG	KOMPENSATION
Überwiegend an sich denken; Mangel an Selbstreflexion; für sich selbst Ausnahmen von allgemeinen Regeln beanspruchen; der Beste sein müssen	Keine Schwäche zeigen; unabhängig bleiben; Alleinsein / Einsamkeit und Situationen meiden, in denen man nicht im Mittelpunkt steht	„Vasallen" großzügig fördern; durch Spenden sich als Gönner zeigen; andere am eigenen Wohlstand teilhaben (und sich dafür feiern) lassen; der Beste sein wollen und müssen
Mangelnde Frustrationstoleranz; sich nicht an die eigenen Vorgaben halten; bei Problemen schnell aufgeben	Vermeidet Konflikte, Schmerzen, Verletzbarkeit oder Verantwortung für andere zu übernehmen	Sucht; kriminelles Verhalten; auf leicht verdientes Geld aus sein oder kurzfristige Versuche, Projekte mit „Gewalt" oder mit übertriebenen Anstrengungen „durchzuziehen"
Unterordnung unter die Erwartungen; Bedürfnisse und Befehle anderer; Autoritätsgläubigkeit	Durch übermäßig genaues Regelbefolgen und „vorauseilenden Gehorsam" nicht negativ auffallen wollen	Identifikation mit dem Aggressor; Autoritätsgläubigkeit oder Rebellion; passiv-aggressives oder provozierendes Verhalten (auch politisch)
Eigene Bedürfnisse zurückstellen; Vergnügungen aufschieben; helfende Berufe ergreifen; sich nützlich machen	Keine engen Beziehungen eingehen, keine Erwartungen wecken	Enttäuschung, wenn die eigene Leistung nicht gebührend anerkannt wird, oder überbetonte Abgrenzung
Übermäßiges Streben nach Anerkennung; ohne Lob durch die anderen ist die eigene Leistung nichts wert; den „Glanz in den Augen der anderen" suchen	Verhält sich konformistisch und weicht strengen Personen aus, um nicht negativ aufzufallen	Drängt sich auf die „Bühne" und spielt sich in den Vordergrund (auch wenn es peinlich ist, z. B. als Klassenclown) oder extremer Individualismus und Nonkonformismus; Punker
Übermäßige Emotionskontrolle; Sachlichkeit und Vernunft werden überbetont; Vorliebe für straffe Strukturen	Spontaneität meiden; nicht auffallen wollen; nicht drängeln oder reklamieren	Neigung zu Exzessen (besonders unter Alkohol / Drogen)
Ehrgeiz; Perfektionismus; enge Zeitplanung; Effizienzdenken; sich immer beschäftigt halten	Unstrukturierte Situationen, Pausen oder Ruhe meiden; keine schweren Aufgaben übernehmen	Erhöhtes Leistungsverhalten auch von anderen fordern oder Aussteigen und Leistungsverhalten per se infrage stellen (alternative Lebensentwürfe)
Katastrophenberichterstattung in den Medien intensiv verfolgen; immer die schlechteste Lösung erwarten	Vertraute Umgebung und Menschen bevorzugen; Neues vermeiden	Versicherungen abschließen; machen, was andere tun, oder gefährliche Situationen kleinreden; Risikoverhalten
Zu sich und anderen streng und unnachsichtig sein	Alle Regeln peinlich befolgen, um keine Fehler zu machen	Sich hinter überpersönlichen Regeln verstecken oder heuchlerisch Milde zeigen (und Empörung verstecken)

4. Das Modusmodell

4.1 Entstehung des Modusmodells und die einzelnen Modi

Nachdem Jeffrey Young sein Schematherapie-Institut in New York gegründet hatte, stieß er vermehrt auf Patienten, die rasch wechselnde Bewältigungsreaktionen zeigten und in den Schemafragebögen bei sehr vielen Schemata hohe Werte aufzeigten. Dies erschwerte eine Fallkonzeption mit dem Schemamodell und eine systematische Arbeit an den Schema-Bewältigungsreaktionen. Daraufhin entwickelte er gegen Ende der 1990er-Jahre ein zweites Konzept: das sogenannte Modusmodell. Während ein *Schema* nicht unmittelbar erlebbar ist, sondern eher eine abstrakte Bezeichnung für eine *hintergründige Erregungsbereitschaft* im Sinne eines Persönlichkeitszuges („trait") darstellt, ist ein *Modus* der aktuell beschreib- bzw. erlebbare, *momentane Zustand der Persönlichkeit* („state"). Die Schemata stehen im Hintergrund und treten als Modi in Erscheinung, wenn sie aktiviert werden. In einem Modus können verschiedene aktivierte Schemata in Erscheinung treten (siehe Abb. 6) bzw. verschiedene Schemata können den gleichen Modus aktivieren. In unterschiedlichen Situationen kann dasselbe Schema aber auch verschiedene Modi hervorbringen. Z. B. kann das Schema „Emotionale Vernachlässigung" sich einmal in einem verletzbaren, ein anderes Mal in einem wütenden Kindmodus zeigen, je nachdem ob Patienten das Schema erdulden (im verletzbaren Kind) oder in der Schema-Kompensation gegen das Schema zu handeln versuchen. Wird das „Unzulänglichkeits- / Scham"-Schema erduldet, sind Patienten geneigt, in Beziehungen in einen unterordnenden- oder einen distanzierten Bewältigungsmodus zu gehen Aus der Schema-Kompensation heraus neigen die Patienten eher zu einem übertrieben selbstsicheren (überkompensierend-dominanten) Verhalten nach außen.

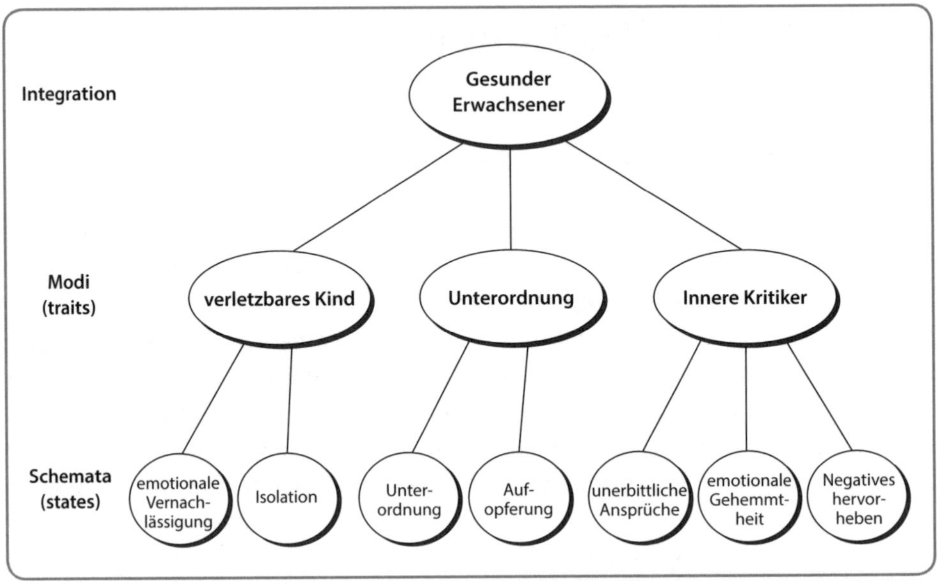

Abbildung 6: Ein Beispiel für die Zusammenhänge von Schemata und Modi

Die Verbindung zwischen Schemata und Modi ist also nicht spezifisch, sondern durchaus variabel, denn Schemata und Modi stellen zwei unterschiedliche Beschreibungsebenen bzw. Blickwinkel dar. Es ist daher sinnvoll, entweder mit dem einen oder dem anderen Modell zu arbeiten, um die Patienten (und sich selbst) nicht zu verwirren. Für Therapeuten ist es dennoch hilfreich, mit den Schemata der Patienten vertraut zu sein, auch wenn sie mit dem Modusmodell arbeiten. Während das aktuelle Erleben für die Patienten auf der Oberfläche gut fassbar mit den Modi beschrieben werden kann, führen die Schemata zu den frustrierten Grundbedürfnissen im Hintergrund, die im Laufe der Therapie befriedigt werden müssen.

Das Schemamodell kann besonders dann erfolgreich angewendet werden, wenn die Aktivierung einzelner Schemata bzw. starre Bewältigungsreaktionen wiederholt die soziale Interaktion in der Gegenwart beeinflussen, also bei eher weniger komplex gestörten Persönlichkeiten. So kann zum Beispiel die Vermeidung eines Unzulänglichkeit-/Scham-Schemas zur Aufrechterhaltung einer Angststörung beitragen. Oder das konditionale Schema unerbittlicher Ansprüche fördert durch eine dauernde Anspannung eine somatoforme Schmerzstörung. Entsprechend kann ein konditionales Aufopferungs- oder Unterordnungsschema die Selbstbehauptung beeinträchtigen und damit eine Depression aufrechterhalten.

Besonders Patienten mit einer phasenweise hohen emotionalen Anspannung und entsprechend verminderter kognitiver Differenzierungsfähigkeit (wie z. B. traumatisierte oder Borderline-Patienten, aber auch junge oder weniger gebildete Menschen) erkennen sich dagegen im Modusmodell leichter wieder. Gerade das rasche Wechseln der Modi (das sogenannte „Flippen“) lässt sich in diesem Modell gut beschreiben. Während die Schemata eine relativ festgelegte und stabile Systematik darstellen, können die Modi in ihrer Beschreibung an das individuelle Erleben der Patienten flexibel angepasst werden. Dadurch finden sich die Patienten in optimaler Weise in dem Störungsmodell bzw. der Fallkonzeption wieder.

Im Gegensatz zu der bestehenden Liste der 18 Schemata könnte man sich bei den Modi eine fast unendliche Vielzahl von Beschreibungen vorstellen, die jeweils individuell mit den Patienten abgestimmt werden. Im Sinne der Individualisierung des Therapieansatzes ist dies auch sinnvoll. Vor diesem Hintergrund wurden für verschiedene Störungsbilder auch spezifische Modus-Varianten beschrieben. So hat z. B. David Bernstein in der Forensik die Überkompensationsmodi viel differenzierter herausgearbeitet. Für den Modus-Fragebogen SMI-1 wurden die 14 wichtigsten und trennschärfsten Modi herausgegriffen. Die Entwicklung dieses Fragebogens ist aber noch nicht abgeschlossen.

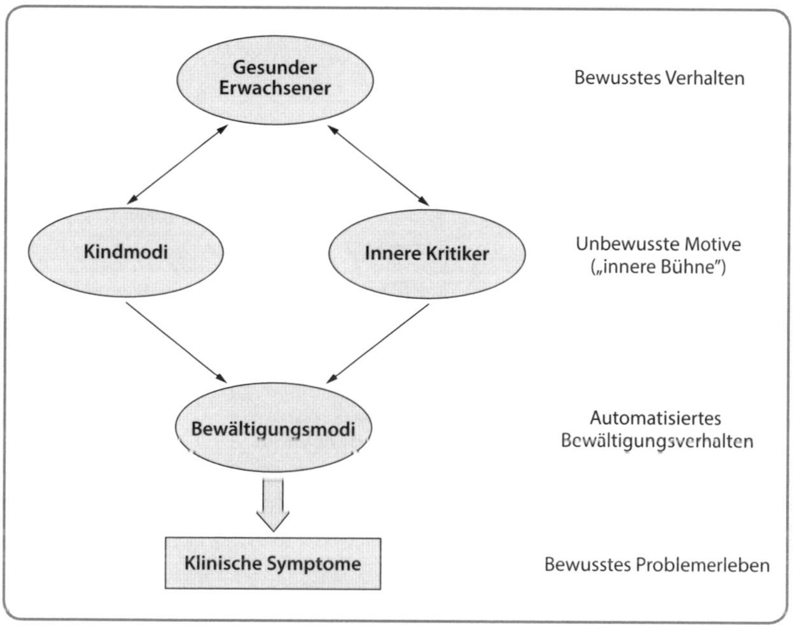

Abbildung 7: Einfaches Modusmodell

Zusätzlich bietet das Modusmodell den Vorteil, dass alle Erlebensweisen und Reaktionstendenzen in *einem* Modell zusammengefasst werden. Entsprechend besteht das Modusmodell aus *drei Grundkomponenten:* den sogenannten *Kindmodi,* die das spontane, unveränderte emotionale Erleben der Patienten darstellen; den sogenannten *inneren Kritikern,* die den Niederschlag der erlernten und verinnerlichten (internalisierten) Bewertungen und Regeln der Bezugspersonen umfassen; und den automatisiert eingesetzten *Bewältigungsmodi,* die sich aus den Aktivierungen der Kind- und der Inneren-Kritiker-Modi auf der „inneren Bühne" ergeben. Bedarfsweise kann damit die Problematik eines Patienten mit diesen drei Modusgruppen abgebildet werden. Dann kommt nur noch der *gesunde Erwachsene* als Lösungsmodus dazu (siehe Abb. 7). Bei differenzierten Patienten können besonders die Bewältigungsmodi weiter ausdifferenziert werden, um das Verhaltensrepertoire der Patienten sehr genau zu beschreiben. Abhängig vom Interesse, der aktuellen emotionalen Belastung und den kognitiven Fähigkeiten der Patienten kann das Modell sozusagen wie beim Zoomen mit einer Kamera variabel angepasst werden (siehe Abb. 8).

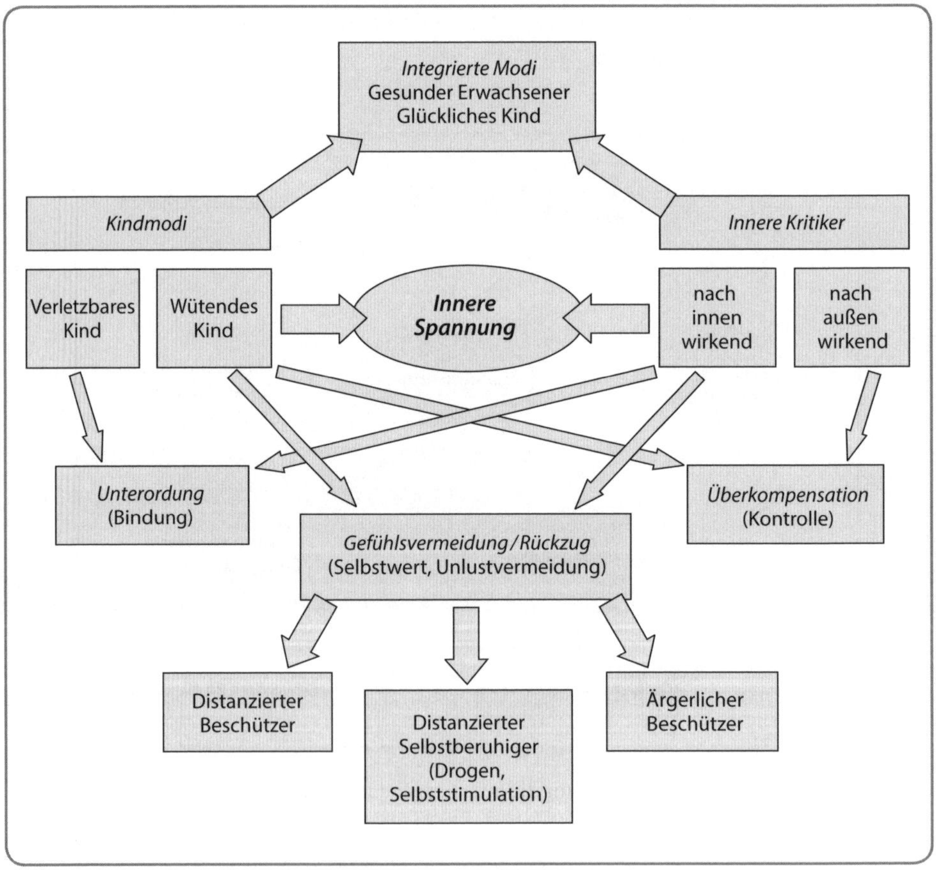

Abbildung 8: Die Dynamik zwischen den wichtigsten Modi

Wie erwähnt, können und sollen die Modi unmittelbar das Erleben der Patienten abbilden. Deshalb werden die Bezeichnungen gemeinsam mit den Patienten gefunden. Die Begriffe werden dem Erleben der Patienten angepasst und nicht das Erleben den Begriffen. Entsprechend kann der *Kindmodus* als einsam, verletzbar, wütend, enttäuscht, impulsiv, undiszipliniert oder phasenweise auch als glücklich beschrieben werden. Mit Kindmodus ist nicht wie bei manchen anderen Therapieformen (z. B. dem Ego-States-Modell) eine konkrete Person im Sinne eines „inneren Kindes" gemeint, sondern ein emotionaler Aktivierungszustand, wie er bei Kindern spontan auftritt. Bei den inneren Kritikern empfiehlt es sich ebenfalls, beschreibend von Antreibern, Bewertern, Bestrafern, Bremsern oder Quälern zu sprechen. Spricht man dagegen von „inneren Eltern", werden bei den Patienten schnell Bilder der tatsächlichen Eltern aufgerufen, was an dieser Stelle nicht gemeint ist. Gemeint sind die tief verinnerlichten und zum Selbst gehörigen (die sogenannten ich-synton erlebten) inneren Instanzen.

Manche Patienten neigen dazu, sowohl die Kindseite als auch die inneren Kritiker zu sehr als konkrete Personen zu behandeln. Das kann in der Praxis gut funktionieren und ist von daher kein Fehler, aber konzeptionell nicht gemeint. Besonders wissenschaftlich orientierten Kollegen sträuben sich bei diesen Konkretisierungen regelrecht die Nackenhaare (um es vorsichtig auszudrücken). Auch wenn die „Arbeit mit einem inneren Kind" praktisch hilfreich sein mag, ist es im Sinne einer wissenschaftlichen Akzeptanz der Schematherapie wichtig, dass sich besonders die Therapeuten bewusst sind, dass mit den *Kindmodi* aus den Körperprozessen kommende, *basale emotionale Aktivierungszustände* erfasst werden und die *inneren Kritiker* unbewusst gelernte *Normen und Regeln* abbilden. Sie erscheinen typischerweise wie eine bewertende, antreibende oder bestrafende innere Stimme, die das wiederholt, was früher von außen gesagt wurde. Dabei können auch Affekte aktiviert werden, z. B. Ungeduld, Gereiztheit oder Verachtung. Aber das sind nicht die „von innen kommenden", basalen Gefühle der Kindseite, sondern die verinnerlichten Gefühlstendenzen der früheren Bezugspersonen, die vermutlich über die sogenannten Spiegelneuronen in der neuronalen Struktur des Betroffenen repräsentiert und aktivierbar sind. Hier bestehen große Überschneidungen mit dem Konzept der negativen automatischen Gedanken bzw. der Grundannahmen der kognitiven Therapie und zum sogenannten Über-Ich der psychodynamischen Konzepte bzw. zum Modell der Transaktionsanalyse.

Die Modi der *inneren Kritiker* werden in einer *doppelten Weise* aufgebaut, worauf Heinrich Berbalk analog den Ausführungen von Leslie Greenberg hingewiesen hat: Zum einen bauen die Kinder nach *innen* wirkende innere Kritiker auf als innerer Niederschlag der an sie gerichteten Bewertungen und Anweisungen der Eltern, was im psychodynamischen Modell „Internalisierung" genannt wird. Die inneren Kritiker werden damit zu Stellvertretern der äußeren Eltern in den betroffenen Menschen selbst. In der Psychodynamik wird von einem *„Introjekt"* gesprochen. Positiv gesehen ist dies die Grundlage einer gelungenen Sozialisation, dass Menschen nicht mehr ausschließlich auf äußere Anweisungen angewiesen sind, sondern Regeln und Gesetze verinnerlichen und aus sich heraus befolgen können. Dadurch sichern sie sich langfristig die Grundbedürfnisse nach Bindung und Kontrolle. Im negativen Fall können diese nach innen gerichteten inneren Kritiker jedoch überschießend wirken und die Grundbedürfnisse nach Selbstwerterhöhung oder Lust zu stark einschränken und damit eine anhaltende Spannung zu den Kindmodi aufbauen, was sich in einseitig unterordnenden oder vermeidenden Bewältigungsmodi niederschlagen kann und später in manifesten psychischen Störungen.

Die Kinder haben die *Bezugspersonen* aber nicht nur als Introjekt in sich abgebildet, sondern auch als *Modell* erlebt, wie man andere Menschen behandeln kann. So bauen sie nicht nur eine neuronale Struktur in Form der sogenannten Spiegelneuronen für die nach innen gerichteten Kritiker auf, sondern unabhängig davon auch eine neuronale Struktur als nach *außen* gerichtete fordernde oder strafende innere Kritiker. Bereits im Kindesalter können diese nach außen gerichteten Modi in Erscheinung treten, wenn kleinere Geschwister oder andere Kinder aggressiv-überkompensierend behandelt (bzw. gequält) werden. In der Lernpsychologie wird das als *„Lernen am Modell"*, im psychodynamischen Modell als *„Identifikation"* beschrieben. Bei genügend physischer Kraft und Macht kann das so weit gehen, dass aus Gewaltopfern später Gewalttäter werden. Näheres dazu im Kapitel 4.3.

Die Gruppe der *Bewältigungsmodi* lässt sich analog dem Tiermodell in drei Grundtendenzen aufteilen. In:

- den Modus der *Unterordnung* bzw. Unterwerfung,
- den physischen oder emotionalen *Rückzug* (dem passiven Erstarren bzw. der aktiven Selbstberuhigung (Flucht) und
- den der kämpferischen oder manipulativen *Überkompensation.*

Die wichtigsten Modi

Kindmodi

- Verletzbares Kind
- Ärgerliches (bzw. wütendes) Kind
- Impulsiv-undiszipliniertes Kind
- Glückliches Kind

Maladaptive Bewältigungsmodi:

Unterordnender Modus (angepasster Unterwerfer)

Gefühlsvermeidende Modi

a. Distanzierter Beschützer
b. Distanzierter Selbstberuhiger
c. Aggressiver Beschützer

Überkompensierende Modi (Übertreiber)

a. Selbsterhöher / Wichtigtuer
b. Pöbel- und Angreifermodus
c. Manipulierer, Trickser, Lügner
d. Zerstörer- / Killermodus
e. Zwanghafter Kontrolleur

Innere Kritiker:

- Innere Antreiber (nach innen und außen wirkend)
- Innere Bestrafer (nach innen und außen wirkend)

Der Modus des gesunden Erwachsenen

Tabelle 3: Die wichtigsten Modi

Diese drei Gruppen von Bewältigungsmodi können beschreibend weiter unterteilt werden (Übersicht in Tab 3). Während es bei der Unterordnung nicht viele Varianten gibt, können bei den vermeidenden Bewältigungsmodi auf einem Kontinuum zwischen den Polen „Unterordnung / Unterwerfung" und „Überkompensation / Kampf" (man könnte auch „Überordnung" sagen) verschiedene Prägnanztypen unterschieden werden (siehe Abb. 7).

Jean Piaget[13] spricht beim *Pol der Unterordnung* von nach innen wirkenden *(internalisierenden)* bzw. sich selbst verformenden *(autoplastischen)* Lösungen, und beim *Pol der „Überordnung"* von nach außen gerichtetem *(externalisierendem)* bzw. die anderen verformendem *(alloplastischem)* Verhalten. Auf der passiv-internalisierenden Seite wäre zunächst der *distanzierte Beschützer* zu erwähnen, der wie eine Mauer

Gefühle abblockt bzw. durch Ausweichen versucht, Konflikte zu vermeiden. Verschiedene Verhaltensweisen, in denen sich der distanzierte Beschützer zeigt, sind in Tabelle 4 aufgeführt. Allen ist gemeinsam, dass durch abblockendes bzw. ausweichendes Verhalten die unangenehmen Gefühle vom Bewusstsein ferngehalten werden sollen.

Erscheinungsformen des distanzierten Beschützers

- Dem Patienten „fällt nichts ein“,
- anhaltendes Schweigen,
- den Therapeuten „zuquatschen“,
- mit Erklärungen auf Fragen nach Gefühlen antworten,
- keine Gefühle zulassen,
- sich nicht konzentrieren können, abschweifen,
- dissoziieren,
- Szenen machen (agieren),
- Stunden versäumen, zu spät kommen, abbrechen,
- Hausaufgaben „vergessen“,
- wegen wichtigerer Dingen keine Hausaufgaben machen,
- Suchtmitteleinnahme vor der Sitzung.

Tabelle 4: Erscheinungsformen des distanzierten Beschützers

Dann käme der *distanzierte Selbstberuhiger,* zu dem alle Verhaltensweisen zählen, bei denen durch aktives, z. T. exzessives Verhalten Gefühle betäubt werden. Dieses Verhalten geht ohne scharfe Grenze in selbststimulierendes Verhalten über. Dazu zählen alle Formen der intensiven bis hin zur suchtartigen Betätigung, wie zum Beispiel intensives Video- oder Computerspielen, Einkaufen, sportliche Betätigungen, Arbeitssucht oder sexuelle Kontakte ohne tiefere Beziehung zum anderen Menschen. Außerdem die Einnahme von Drogen, die das Erleben dämpfen bzw. verbessern, insbesondere Alkohol, Opiate, Benzodiazepine und Nikotin. Auch intensives Tagträumen oder das Schneiden als selbstverletzendes Verhalten zur Spannungsreduktion kann als distanzierter Selbstberuhiger betrachtet werden. Entscheidendes Merkmal ist, dass durch eine aktive, zielstrebige Handlung eine Gefühlsvermeidung angestrebt wird. Die Selbstberuhiger können über lange Zeit sozial sehr gut funktionieren, bergen aber bei Übertreibungen letztlich die Gefahr des Zusammenbruchs bzw. Burnouts in sich.

Als dritte Form der Gefühlsvermeidung kann ein sogenannter *aggressiver Beschützer* beschrieben werden, bei dem durch feindselig wirkendes Verhalten andere Menschen abgeschreckt werden sollen, wie es auch bei Tieren der Fall ist, die in die Ecke getrieben werden. Das Verhalten stellt keinen eigentlichen Angriff dar (dann wäre es eine Überkompensation), sondern ist ein aggressives Schutzverhalten. Äußerungen wie: „Was wollen Sie mit Ihrer blöden Therapie, die hilft mir doch sowieso nicht weiter!" oder: „Sie interessieren sich doch gar nicht wirklich für mich, Sie machen das doch nur für das Geld!" oder: „Lassen Sie mich doch einfach in Ruhe!" gehören in diese Richtung.

Auch die *Überkompensationsmodi* als kämpferisch-dominante Bewältigungsmodi können anhand der Verhaltensbeschreibung weiter unterschieden werden:

Der *Selbsterhöher* versucht, sich als Person oder seine Leistungen hervorzuheben und andere zurückzusetzen. Dies kann zum Beispiel durch eine Betonung der eigenen Leistungen gegenüber dem Vorgesetzten geschehen, während die Leistungen der anderen diskret herabgesetzt werden. Auch die Aufwertung durch bestimmte modische Accessoires und das Belächeln derjenigen Personen, die sie nicht tragen, weist in diese Richtung. Ein entsprechendes Phänomen findet sich bei Fußballfans, die den eigenen Verein idealisieren und den gegnerischen herabsetzen, und setzt sich bis zum gesteigerten Nationalismus fort. Eine bei histrionischen Patienten anzutreffende Variante ist das aggressive Einfordern von Aufmerksamkeit.

Beim *Pöbel- und Angreifermodus* (engl. bully and attack mode) steigert sich die Entwertungstendenz hin zu verbalen oder körperlichen Angriffen bzw. zu Verhaltensweisen, die den anderen sozial schädigen sollen. Dies ist bei bestimmten Jugendlichen ebenso zu beobachten wie bei manchen Autofahrern. Letzteres zeigt, dass auch bei sonst gut kompensierten Persönlichkeiten durch entsprechende Stimuli ein wütender Kindmodus aktiviert werden kann, der sich dann in überkompensierendem Verhalten zeigt.

Eine weitere Steigerung stellt der *Zerstörer- bzw. Killermodus* dar (engl. predator mode). Im äußeren Vollzug zeigt er sich bei bestimmten Kriminellen, die kühl geplant ihre Opfer bestrafen oder sogar töten. In Form von exzessiven Bestrafungsfantasien ist dieser Überkompensationsmodus jedoch wesentlich weiter verbreitet!

Eine verdecktere Form der Überkompensation ist der *Manipulierer-, Lügner- oder Tricksermodus* (engl. cunning mode), der versucht, sich Vorteile zu verschaffen, ohne dabei in einen offenen Konflikt zu geraten.

Der *zwanghafte Kontrolleur* zuletzt stellt eine übersteigerte Form des Grundbedürfnisses nach Kontrolle dar. Er findet sich zum Beispiel bei überkontrollierenden Müttern, aber auch bei übertrieben misstrauischen und kontrollierenden Vorgesetzten und in sehr komplexer Form in diktatorischen Regimen.

Vielen fällt es anfangs schwer zu unterscheiden, ob ein gezeigtes Verhalten eher unterordnenden, vermeidenden oder überkompensierenden Charakter hat. Wichtiger als das Verhalten als solches ist die *zwischenmenschliche Funktion des Verhaltens*, das heißt: Wie wird die Beziehung zwischen zwei Menschen durch dieses Verhalten gestaltet bzw. entsteht überhaupt eine zwischenmenschliche Beziehung (was bei den vermeidenden Modi in der Regel nicht der Fall ist)? So kann zum Beispiel ein höfliches Verhalten im Sinne der Servilität der Unterordnung dienen, um sich beim Gegenüber beliebt zu machen. Es kann sich aber auch um ein professionell-distanziert höfliches Verhalten handeln, mit dem ein Mitarbeiter versucht, einen Kunden möglichst schnell wieder loszuwerden. Die Freundlichkeit kann aber auch dazu dienen, sich eine Vergünstigung, Beförderung oder auch nur ein Trinkgeld zu erheischen, was dann ein mehr oder weniger ausgeprägter manipulativer Modus der Überkompensation wäre. Sexuelle Aktivitäten können dazu dienen, sich der Bindung des Partners zu versichern (Unterordnung), um sich abzulenken oder zu entspannen (distanzierter Selbstberuhiger), sich im Sinne des „Hochschlafens" Vorteile zu verschaffen (manipulativer Modus) oder um andere damit zu beeindrucken (Selbsterhöhung). Als helfender Bezug können immer wieder die drei bei Tieren beobachtbaren Tendenzen der Unterwerfung, des Rückzugs bzw. der Flucht oder des Kampfes herangezogen werden.

4.2 Wechselwirkungen zwischen den Modi

Es wurde bereits darauf hingewiesen, dass innerhalb des Modusmodells *zwei Ebenen* unterschieden werden können: die Ebene der basalen emotionalen Reaktion (Kindmodi) und die internalisierten Regeln und Bewertungen (innere Kritiker) einerseits (sogenannte „innere oder hintere Bühne"), und andererseits die verschiedenen Bewältigungsmodi, die entwickelt wurden, um diesem inneren Erleben einen entsprechenden äußeren Ausdruck zu geben (sogenannte „vordere Bühne"; siehe Abb. 7). Bei emotional instabilen Patienten können tatsächlich häufiger Kindmodi direkt sichtbar werden. Sie fallen dann sozusagen „aus der Rolle". Menschen mit größerer Selbstkontrolle sind im öffentlichen Raum eigentlich immer in einem Bewältigungsmodus und zeigen Kindmodi nur im vertrauten Kreis oder bei hoher emotionaler Erregung. Diese theoriegeleitete Unterteilung in eine „vordere Bühne" mit dem gezeigten Bewältigungsverhalten und eine „hintere Bühne" mit oft verborgen im Inneren der Patienten ablaufenden emotionalen und kognitiven Prozessen wird nicht von allen Kollegen geteilt und deshalb findet man sie in vielen Büchern zur Schematherapie nicht. Das hier geschilderte Konzept basiert auf den eingangs geschilderten theoretischen Grundlagen, während insbesondere die Gruppe um Arnoud Arntz in den Niederlanden eher einen deskriptiven Ansatz verfolgt.

In dem hier beschriebenen Ansatz hängt es von verschiedenen Faktoren ab, welcher Bewältigungsmodus gerade gewählt wird. Die *erste Reaktion* auf einen bestimmten Auslösereiz kommt von den *Kindmodi.* Dabei spielt der körperliche Zustand bzw. die emotionale Grundverfassung eine wichtige Rolle. Befindet sich der Mensch bereits in einem etwas angespannt-gereizten Zustand und ist er außerdem konstitutionell kräftig, wird er hier mit einer Aktivierung des wütenden Kindmodus reagieren, während ein konstitutionell schwächerer Mensch mit einer zusätzlich depressiv-erschöpften Grundstimmung eher mit einer Aktivierung des verletzbaren Kindmodus reagieren dürfte. Wie im Kapitel 2.1 im Attraktorenmodell beschrieben, führt die Aktivierung eines bestimmten Kindmodus dazu, dass bevorzugt die dazu *passenden* nach innen oder außen wirkenden *inneren Kritiker* aktiviert werden. Ein unsicher-vermeidend gebundener Mensch, der gelernt hat, dass es sich lohnt zu kämpfen, wird entsprechend zum wütenden Kindmodus nach außen gerichtete innere Kritiker aktivieren, die den anderen antreiben oder bestrafen, verbunden mit den Kognitionen: „Das lasse ich mir nicht gefallen, dem werde ich's zeigen!" oder: „Der soll sich mal ein bisschen zusammenreißen und nicht so hängen lassen!" Aus der *Verbindung* eines wütenden Kindmodus und nach außen gerichteter fordernder oder bestrafender Kritiker kann dann ein überkompensierend-kämpferisches *Bewältigungsverhalten* folgen, infolgedessen die eigenen Bedürfnisse dann dominant durchgesetzt werden können.

Umgekehrt neigt ein Mensch im Modus des verletzbaren Kindes dazu, stimmungskongruent (also zu seiner Stimmung passend) eher nach innen gerichtete bestrafende oder fordernde Kritiker zu aktivieren, verbunden mit den Kognitionen: „Sei still, du hast eh keine Chance!" oder: „Wenn du jetzt nicht nachgibst, bekommst du richtig Ärger!" Insbesondere Menschen mit einer unsicher-ambivalenten Bindung werden dann geneigt sein, aus der Aktivierung dieser beiden Modi ein Verhalten im Sinne eines unterordnenden Bewältigungsmodus zu wählen und ihren Ärger „herunterschlucken".

Bei Menschen mit einer desorganisierten Bindung, deren externalisierend-aktive Bewältigungsreaktionen früh unterbunden wurden, können u. U. zusammen mit einem wütenden Kindmodus aufgrund früherer schmerzlicher Erfahrungen automatisch nach innen gerichtete strafende innere Kritiker aktiviert werden. Dann entsteht eine hohe innere emotionale Anspannung (siehe Abbildung 8). Die zunächst ungerichtete Wut des Kindes wird dann von inneren Kritikern im Sinne einer „Wendung gegen sich selbst" zum Selbsthass umgelenkt und kann im schlimmsten Fall zu Selbstverletzungen führen. Dann ist ein vermeidender Bewältigungsmodus die beste Möglichkeit, die *Spannung* zwischen diesen beiden gleichzeitig aktivierten Modi zu *mindern.* Entsprechend neigen Patienten mit Borderline-Störungen zu diesen Modi, und überkompensierend-aggressive Verhaltensmuster treten nur in Form von kurzen Impulsdurchbrüchen auf. Vermeidende Modi bringen zwar wenig Bindung und auch nur eine begrenzte Kontrolle über die Umgebung, aber sie sichern zumindest in einem gewissen Ausmaß den Selbstwert und vor allem Unlustvermeidung. Bei den distanzierten Selbstberuhigern kann auch in umschriebener Weise Lust erlebt werden.

Emotional instabile Patienten ohne Borderline-Störung kippen häufig zwischen unterordnenden und überkompensierenden Bewältigungsmodi hin und her. Dazu ein Beispiel: Eine konstitutionell kräftige Patientin mit einem sehr dominanten Vater hatte Unterordnung gelernt. Wird dieser Bewältigungsmodus aber zu lange beibehalten, wird irgendwann der wütende Kindmodus aktiviert, und so kippte die Patientin relativ unvermittelt in ein aggressiv-überkompensierendes Verhalten. Dies rief die nach innen wirkenden Bestrafer auf und infolge der Schuldgefühle ging sie wieder in den Unterordnungsmodus. So schaukelte sie über Jahre auf der *Wut-Schuld-Wippe* hin und her. Eine ähnliche Wippe kann auch bei substanzabhängigen Patienten beobachtet werden: Befinden sie sich im Modus des verletzbaren Kindes, neigen sie zur Unterordnung, bis durch den zunehmenden inneren Spannungsanstieg ein wütender Kindmodus aktiviert wird. Zusammen mit nach außen wirkenden Bestrafern kann es dann zu aggressiv-gewaltsamen Verhaltensweisen in Verbindung mit impulsiven Suchtmitteleinnahmen kommen. Danach führt die Aktivierung der nach innen wirkenden Bestrafer wieder zu Schuldgefühlen und entsprechendem Unterordnungsverhalten und die Schaukel beginnt aufs Neue. Werden dagegen gleichzeitig mit der Anspannung nach innen wirkende Kritiker aktiviert, kann das zu einem stillen, zurückgezogenen Trinken im Sinne des distanzierten Selbstberuhigers führen.

Ähnlich gibt es auch bei Patienten mit physischer oder sexueller *Missbrauchserfahrung* ein *Kippen zwischen Opfer- und Täterverhalten:* Die betroffenen Menschen haben von den Tätern letztlich beides gelernt: Zum einen waren sie als Kind das Opfer und haben ein *Täterintrojekt* in Form von nach innen wirkenden Bestrafern gebildet; zum anderen haben sie am *Modell des Täters* gesehen, wie man mit anderen Menschen umgehen kann und entsprechend nach außen wirkende Bestrafer angelegt. Wenn im Erwachsenenalter die Kraft und die Möglichkeiten bestehen, kann bei einer Aktivierung des wütenden Kindmodus eine Identifikation mit dem Täter-Modell und eine entsprechende Aktivierung der nach außen gerichteten Kritiker erfolgen und die Betroffenen werden selbst zu Tätern. Wenn sie sich dann einem dominanten Menschen gegenübersehen oder aus sich heraus nach innen wirkende Bestrafer aktivieren, bekommen sie Angst- oder Schuldgefühle, was zusammen mit dem verletzbaren Kindmodus zu einem unterordnenden Opferverhalten führen kann. Diese Darstellungen mögen zunächst etwas kompliziert und umständlich wirken. Mit etwas Übung können dadurch aber auch sonst nicht leicht verständliche, komplexe Verhaltenssequenzen nachvollziehbar gemacht werden. Zur Veranschaulichung noch zwei Beispiele:

Zunächst ein klinisches Beispiel des Modus-Flippens bei einer Borderline-Patientin.

Fallbeispiel:

Nach einer zunächst erfolgreich verlaufenen stationären Behandlung thematisiert der Bezugstherapeut das nahende Ende der Behandlung. Das aktiviert bei der Patientin das verletzbare Kind und zusammen mit den nach außen gerichteten Antreibern bettelt sie druckvoll um eine Therapieverlängerung: „Sie können mich jetzt nicht fallen lassen, wo ich Ihnen so vertraut habe!" Als der Therapeut diese mit Hinweis auf die fehlende Kostenübernahme der Krankenkasse ablehnt, aktiviert er damit ein altes Zurückweisungsschema in der Patientin und die Kindseite wechselt in den Modus des wütenden Kindes. Zusammen mit den nach außen gerichteten Bestrafern entsteht eine Überkompensation: Sie beschimpft den Therapeuten und rennt raus. Im Zimmer aktiviert das Alleinsein wieder das hilflose Kind und die nach innen gerichteten Kritiker treten hervor („Jetzt hast du blöde Kuh den ersten Menschen, der dich verstanden hat, auch noch vergrault!"), was zu dem distanzierten Selbstberuhiger-Impuls führt, sich schneiden zu wollen. Als der Therapeut aufgrund seiner Schuldgefühle besorgt nach der Patientin schaut, aktiviert das ein Schema der kontrollierenden Eltern und mit der Wut der Kindseite fällt sie in den Modus des aggressiven Beschützers und schreit: „Lassen Sie mich endlich in Ruhe!" Der Therapeut bietet ihr ein kurzes Gespräch am Nachmittag an, zu dem die Patientin aber nicht erscheint (distanzierter Beschützer als Kompromiss zwischen dem verletzbaren Kind und den inneren Kritikern, die sagen: „Er wird dich auch wieder enttäuschen, wenn du ihm vertraust").

Noch ein Beispiel aus dem Alltag:

Beispiel:

Bei einem Autofahrer bewirken die nach innen gerichteten Bestrafer in Verbindung mit dem verletzbaren Kinderleben, dass er sich penibel an das Tempolimit hält (Unterordnung). Als er dabei von einem anderen, ungeduldigen Autofahrer überholt wird, kippt er in den Modus des wütenden Kindes und die Bestrafer wenden sich nach außen, woraufhin er den Überholer überkompensierend mit der Lichthupe „bestraft".

4.3 Die Arbeit mit dem Modusmodell

Die *Bewältigungsmodi* sind der Ausdruck der Innenwelt der Patienten bzw. stellen eine Möglichkeit dar, die möglichen *Spannungen* zwischen den primären emotionalen Reaktionen der *Kindmodi* und dem Druck der *inneren Kritiker* zu mindern. Im *Verhalten* der Patienten begegnen dem Therapeuten in der Regel zunächst die *Bewältigungsmodi.* Während die Bewertungen und Forderungen der inneren Kritiker relativ leicht erfragt werden können, muss der Therapeut oft hartnäckig nach den basalen Emotionen fragen, um an das ursprüngliche Erleben der Kindmodi heranzukommen. Für den Therapieerfolg ist es aber entscheidend, dass der Therapeut nicht an den Bewältigungsmodi „hängen bleibt" bzw. sich an diesen „abarbeitet", sondern an ihnen vorbei den *Zugang* zu dem (oft jahrelang) verdeckten *Erleben der Kindmodi* findet. Dabei stehen ihm oft die sogenannten Beziehungstests (siehe Kap. 1.1) im Wege. Ist der Therapeut im Kontakt mit den basalen Emotionen des Kindmodus, kann er mit dem Patienten gemeinsam herausfinden, was die *eigentlichen (Grund)-Bedürfnisse* sind, und nach Wegen suchen, diese mit den Möglichkeiten des Erwachsenenmodus zu befriedigen.

Damit die Bewältigungsmodi besser identifiziert werden können, brauchen sie einen prägnanten Namen. Im Gegensatz zu den abstrakteren Namen der Schemata, sollen die Bezeichnungen der Modi möglichst genau das persönliche Erleben der Patienten bzw. die Funktion des Modus erfassen. Die Namen für die Modi sind daher beschreibend plastischer und können für jeden Patienten etwas anders lauten, z. B. verletzbares Kind, distanzierter Selbstberuhiger oder Manipulierer und Trickser. Eine individualisierte Bezeichnung der Modi ist wichtig, damit die Patienten nachher im Lebensalltag ihr spontanes Erleben den in der Therapie herausgearbeiteten Modi zuordnen können. Diese Verbindung von einem zunächst „sprachlosen", erlebten Prozess mit einem sprachlichen Begriff, der das Erleben beschreibt und gewissermaßen „gerinnen lässt" und damit „feststellt", nennt Fonagy *Mentalisierung*[14].

Auch in der Schematherapie stellen die immer wiederkehrenden Bezüge zwischen Erlebensprozess und der entsprechenden Modus-Bezeichnung ein zentrales Wirkprinzip dar. Bildlich gesprochen kann man die Modi mit Garderobenhaken vergleichen, an denen die bunt durcheinandergewirbelten Kleidungsstücke (Erlebenszustände) auseinandersortiert und dadurch (gedanklich) geordnet werden können. Diese stabile *Ordnungsstruktur* (Makro-Ebene) bringt Ruhe in die Flut des wechselnden Erlebens (Mikro-Ebene), was besonders Borderline-Patienten mit ihren rasch flippenden Modus-Wechseln eine gewisse innere Orientierung und Stabilität gibt. Durch *wiederholte Bezüge zwischen aktuellem Erleben und Modell* lernen die Patienten nach und nach zu erkennen, dass sich bestimmte Muster immer wiederholen. So entstehen ein Wiedererkennungseffekt und dadurch ein gedanklich vermittelter Halt im wogenden Meer der Emotionen. Die Bezüge zwischen Erleben und begrifflicher Bestimmung kann ein Mensch jedoch nicht aus sich heraus entwickeln.

Ursprünglich lernen die Kinder Begriffe für ihr Erleben durch die Bezugspersonen. Da die Sprachentwicklung bereits in den ersten zwei Lebensjahren in der Zeit des sich in der Hirnrinde noch ausdifferenzierenden Gehirns stattfindet, bildet sich das Gehirn anhand der erlebten und daraus entwickelten Begriffe. Es entwickelt sich abhängig von den sozialen Beziehungen (Social-Brain-Hypothese). Eine besondere Bedeutung scheint dabei den sogenannten *Spiegelneuronen* zuzukommen. Sie sind vermutlich beteiligt, wenn das eigene oder das Erleben eines anderen Menschen mental (d. h. mehr oder weniger bewusst) repräsentiert wird. Durch das „Spiegeln" und „Amplifizieren" (d. h. Verstärken der gewünschten Reaktionen) fördern die Bezugspersonen die *Mentalisierungsfähigkeit.*

Entsprechend markiert und amplifiziert der Therapeut in einer schematherapeutischen Interaktion die Erlebens- und Verhaltensweisen der Patienten. Dadurch bietet die schematherapeutische Beziehung ein „Labor", um Mentalisierungsfähigkeit nachträglich zu entwickeln. Etwas salopp könnte man von einem „zweiten Bildungsweg" zur Mentalisierung sprechen. Entsprechende Fragen sind zum Beispiel: *„Was fühlen Sie jetzt im Moment?"* – *„Wie erleben Sie mich jetzt im Augenblick?"* – *„Wie, denken Sie, fühle ich mich, wenn Sie sich so verhalten?"* Durch diese Fragen soll die „Einstimmung" zwischen dem eigenen Erleben und dem des anderen (Attunement) gefördert werden. Dies ergänzt die zielorientierten Fragen der Verhaltenstherapie, wie zum Beispiel: *„Was möchten Sie mit diesem Verhalten erreichen?"* oder: *„Hilft Ihnen dieses Verhalten beim Erreichen Ihrer Ziele?"*. Beide Fragerichtungen, die klärungs-verständnisorientierte und die handlungs-zielorientierte, ergänzen sich also.

Eine besondere Rolle nimmt der *Modus des gesunden Erwachsenen* ein. Er tritt nicht wie die anderen Modi spontan auf, sondern er wird erst in der Therapie mithilfe des Therapeuten aus- bzw. aufgebaut und setzt sich aus mehreren Einzelfunktionen zusammen: Erstens umfasst er die Fähigkeit, eine *selbstreflexive Haltung* einzunehmen, wozu eine achtsame Grundhaltung beiträgt. Zweitens umfasst er die Fähigkeit, aus dieser selbstreflexiven Distanz zum emotionalen Erleben verschiedene Handlungsmöglichkeiten unter Berücksichtigung langfristiger Werte und Ziele *abzuwägen.* So kann aus dem Modus des gesunden Erwachsenen entschieden werden, wann maßvolle Unterordnung, Rückzug oder dosierte, kämpferische Selbstbehauptung situationsangemessen sind. Die Aufgabe des Erwachsenenmodus besteht also nicht darin, problemlösende Verhaltensweisen völlig neu zu entwickeln, sondern situationsadäquat-funktional auf vorhandene Verhaltensressourcen zurückzugreifen. Der Unterschied zu den alten Modi besteht in der neu gewonnenen *Reaktionsflexibilität.*

Zum Dritten muss dann die gewählte Handlungsoption konsequent bis in die neuronale Ebene der Handlungssteuerung durchgesetzt werden. Dabei helfen in der Therapie neu aufgebaute Handlungsanweisungen bzw. *Selbstinstruktionen,* die in Form möglichst konkreter, knapper Regeln die alten Regeln der inneren Antreiber ausgleichen bzw. übertrumpfen können. So kann zum Beispiel eine neue Regel – *„Bevor du jetzt einen Fehler machst, hörst du lieber auf!"* – die alte Regel der inneren Antreiber ersetzen, die lautet: *„Wenn du etwas angefangen hast, bringst du es auch zu Ende!"* Oder statt: „Der Klügere gibt nach" – *„Heute darf ich sagen, was ich will!"* Durch ein Schema-Tagebuch können die erreichten Effekte sachlich betrachtet und danach die neuen Handlungsregeln weiter optimiert werden (siehe Kap. 6.4.2 und 6.4.3).

Anfangs brauchen die neu aufgebauten Verhaltensweisen mehr Zeit, sodass die Patienten in ihrer Anpassungsfähigkeit im Alltag etwas verlangsamt sind. Mit zunehmender Übung werden die neuen Reaktionsweisen aber ebenso automatisiert wie früher die alten und dann stehen sie als neue Reaktionsbereitschaften bzw. *Lösungsschemata* zur Verfügung (siehe Abb. 4). Dadurch steigt nach und nach die Leistungsfähigkeit im Alltag wieder an und übersteigt das vorher erreichte Niveau. Der Erwachsenenmodus übernimmt damit zunehmend die Funktion eines „inneren Therapeuten", um von den alten, maladaptiv gewordenen zu den neuen Lösungen wechseln zu können.

Es sei hier noch einmal betont, dass es nicht ausreicht, neue Lösungsmöglichkeiten parallel zu den alten anzulegen. Es wird im Alltag immer wieder passieren, dass durch Auslösereize (Trigger) die alten Schemata und Bewältigungsreaktionen angestoßen werden. Dies soll auch gar nicht vermieden werden! Vielmehr sollen die Patienten lernen, die Schemaaktivierungen möglichst rasch zu *erkennen,* die Bewältigungsreaktionen zu *unterbrechen* und zu den neuen Lösungen zu *wechseln* bzw. „überzusteigen". Anfangs bedarf das der Hilfe des Therapeuten, zunehmend übernimmt der Modus des gesunden Erwachsenen diese *Selbstregulationsaufgabe.*

5. Die therapeutische Beziehung

5.1 Die therapeutische Beziehung als Labor zur Nachreifung

In der kognitiven Verhaltenstherapie wurde bisher überwiegend eine Arbeitsbeziehung zwischen Therapeuten und Patienten angestrebt. Bezieht sich eine Therapie auf symptombezogene Störungen, ist dies nachweislich erfolgreich. Bei Persönlichkeitsstörungen ist das zu behandelnde Symptom jedoch ein gestörtes Beziehungsverhalten, das die Arbeitsbeziehung beeinträchtigt. Es ist eines der wesentlichen Verdienste von Jeffrey Young, dass er erkannte, dass die *Bearbeitung einer Beziehungsstörung eine Veränderung der therapeutischen Beziehung selbst braucht.* Nur wenn innerhalb der therapeutischen Beziehung die Interaktionsstörung in Erscheinung treten kann (und nicht nur als störend erlebt wird), können diese Muster auch analysiert und verändert werden. Dazu wechselt der Therapeut in einer Schematherapie zwischen einer Arbeitsbeziehung und der „Arbeit in und mit der therapeutischen Beziehung" hin und her.

Zu Beginn der Therapie muss zunächst eine tragfähige *Arbeitsbeziehung* aufgebaut werden, die den überwiegend bindungsgestörten Patienten Vertrauen und Sicherheit gibt, damit sie sich überhaupt auf eine emotionale Exposition einlassen. Schematherapeuten erreichen dies durch eine ermutigende und wertschätzende Grundhaltung, die den Patienten das Gefühl vermittelt, dass alle ihre emotionalen Reaktionen und Verhaltenstendenzen in einer Therapie auftreten dürfen und als Ausdruck früherer Beziehungserfahrungen verstanden werden können. Dies entspricht der sogenannten „validierenden" Grundhaltung in der Dialektisch-Behavioralen Therapie nach Marsha Linehan[3].

Außerdem setzen die Therapeuten neben einer strukturierten Anamnese *Fragebögen* ein, die gemeinsam mit den Patienten besprochen werden. Dieser gemeinsame Blick auf die Biografie und die Fragebögen als ein *„Drittes"* *(joint referencing)* erleichtert es, auch kritische Aspekte in die Fallkonzeption einzubeziehen. Die Aussagen: *„In den Fragebögen können wir sehen, dass bei Ihnen das Schema ‚Emotionale Vernachlässigung' stark anzeigt. Das passt dazu, dass Sie erzählt haben, dass Sie als Kind oft wenig Unterstützung bekamen"*, können die Patienten leichter annehmen, als wenn man ihnen in einer „dyadischen" (d.h. Zweier)-Beziehung direkt sagt: *„Sie sind offensichtlich emotional und sozial vernachlässigt worden."* Die zuerst beschriebene Form des gemeinsamen Blicks auf ein Drittes aktiviert lösungsorientierte Muster aus der späteren Schul- oder Ausbildungszeit, während eine direkte, womöglich auch noch wertende Konfrontation eher Muster von Beschämung oder Infragestellung aus der Kindheit aktivieren kann.

Die individuelle Fallkonzeption wird unterstützt durch allgemeine psychoedukative (d.h. wissensvermittelnde) Erklärungen, wie sie in den bisherigen Kapiteln dieses Buches ausgeführt sind. Im Sinne des Wirkfaktors der „Universalität des Leides" von Irvin Yalom[15] erkennen die Patienten, dass viele andere Menschen ähnliche Probleme haben, und fühlen sich entsprechend weniger minderwertig. Außerdem können diese allgemeinen Ausführungen zeigen, wie Menschen psychisch funktionieren und wie und dass dies auch im Erwachsenenalter noch grundlegend positiv beeinflusst werden kann. Besonders bei Patienten, die bereits mehrere erfolglose Therapieversuche unternommen haben, kann dies zum Abbau der Demoralisierung beitragen und das Vertrauen in den Therapeuten und die Therapie fördern. Viele Patienten reagieren auf diese anfängliche, klärende und ermutigende, stark psychoedukativ ausgerichtete Form der Beziehungsgestaltung sinngemäß mit den Worten: *„Warum hat mir das niemand früher gesagt, dann hätte ich in den Therapien viel besser mitarbeiten können!"*

Die kognitiv erarbeitete Fallkonzeption dient als Rahmen bzw. Landkarte, die den Patienten Sicherheit und Orientierung für die weiteren Schritte der emotionalen Exposition gibt, während die positive Bindung an den Therapeuten das Vertrauen fördert, sich auf die unangenehmen Emotionen einzulassen. Entsprechend dem Wissen um die Grundbedürfnisse und den Ergebnissen der Bindungsforschung verhält sich der Therapeut zunächst wie unterstützende Eltern. Daher der Begriff *„Nachbeelterung"* (Reparenting). Erleben die Patienten nun im Unterschied zu früher, dass sie mit allen ihren Gedanken, Gefühlen und Handlungsimpulsen angenommen und wertgeschätzt werden, wird die therapeutische Beziehung zu einem *sicheren Ort*. Dazu gehört auch, dass die Therapeuten zu Beginn der Therapie oder in kritischen Phasen auch zwischen den Sitzungen in Notfällen erreichbar sind, so wie sich auch Kinder anfangs bei den Eltern rückversichern müssen. Diese *Kontakte* können durch Briefe, per E-Mail oder in Krisen auch telefonisch erfolgen. Entgegen der Befürchtung vieler Therapeuten nutzen Patienten diese Angebote nicht aus. Manchmal testen sie anfangs, ob die Therapeuten das Angebot tatsächlich ernst meinen. Reagieren die Therapeuten positiv, stärkt dieses Entgegenkommen eher die Bereitschaft der Patienten, verantwortlich mit diesem Angebot umzugehen. In Umkehrung des Lenin'schen Mottos „Vertrauen ist gut – Kontrolle ist besser!" wirkt hier Vertrauen besser als abgrenzende Kontrolle. Falls Patienten tatsächlich einmal das Kontaktangebot überstrapazieren, kann der Therapeut unter Verweis auf seine eigenen Bedürfnisse und Grenzen dieses Verhalten in der Therapie thematisieren, denn auch Eltern dürfen und müssen Grenzen setzen (siehe Kap. 5.2).

Eine weitere Möglichkeit, die Bindung zwischen Therapeut und Patient zu fördern, ist der Einsatz sogenannter *„Übergangsobjekte“*, wie Winnicott sie nannte[16]. Damit sind Gegenstände gemeint, die die Patienten mit der Person des Therapeuten verbinden und die damit zum Symbol für den Therapeuten werden können und die helfen, die Patienten im Alltag zu stabilisieren. Dies können kleine Gegenstände wie Muscheln, besondere Steine, Schlüsselanhänger, Karten mit Merksätzen oder auch vom Therapeuten auf den Handy-Sprachspeicher aufgesprochene Ermutigungen sein. Durch die symbolische Bedeutung bekommen diese einfachen Gegenstände die Funktion eines sogenannten „Ankers“, an dem sich die Patienten in Krisensituationen festhalten können. Nehmen sie den Gegenstand in die Hand, erleichtert dies die Aktivierung der in der Therapie erarbeiteten Lösungsmuster, da der Gegenstand mit diesen Lösungsmustern neuronal verknüpft ist.

Besonders bei emotional sehr belasteten Patienten ist die verlässliche therapeutische Beziehung anfangs die wichtigste Ressource, um die emotionale Spannung zu reduzieren und Vertrauen aufzubauen. Diese Spannungsreduktion ist wichtig, da ein von Stresshormonen überflutetes Gehirn nicht lernfähig ist. Bevor die Patienten eigenständig spannungsreduzierende bzw. stabilisierende Techniken einsetzen und zum Beispiel imaginativ einen sicheren Ort aufbauen können, müssen sie zunächst in der therapeutischen Beziehung Annahme und Unterstützung als äußeren sicheren Ort erleben. Ist durch den Therapeuten als stellvertretenden gesunden Erwachsenen der ängstliche Kindmodus im Patienten beruhigt, stehen die kognitiven Ressourcen, die bei den Patienten neben den Störungsanteilen letztlich auch bestehen, besser für die therapeutische Arbeit zur Verfügung. Ungeduld in dieser ersten Therapiephase beeinträchtigt den Therapieverlauf negativ. Wenn sich Patienten schwertun, eine Lösung für ein Problem zu finden, dürfen Therapeuten durchaus Vorschläge machen oder anfangs als Modell vorangehen. Als innere Orientierung für die Therapeuten kann das Verhalten gelten, das man einem eigenen, ängstlichen Kind entgegenbringen würde. Auch hier zeigen sich die Parallelen zum Modell der Bindungsforschung. Wenn die Patienten das Entgegenkommen der Therapeuten durch die Bereitschaft zur eigenverantwortlichen emotionalen Stabilisierung und Mitarbeit beantworten, kann mit der emotionalen Exposition durch erlebnisaktivierende Therapieelemente (siehe Kap. 6.2) begonnen werden.

5.2 Die Balance zwischen Nachbeelterung und empathischer Konfrontation

Wie Kinder brauchen auch Patienten neben der anfänglichen Unterstützung zunehmend Grenzen und feinfühliges Fordern als Entwicklungsanreiz. Der Schematherapeut setzt die *Grenzen,* indem er seine eigenen Möglichkeiten und Bedürfnisse transparent macht. Zu häufige Anrufe zwischen den Sitzungen oder exzessive E-Mail-Kontakte kann er zum Beispiel so beantworten: *„Ich kann verstehen, dass es Ihnen wichtig ist, mir Ihr Erleben ausführlich zu schildern oder auf mich zurückzugreifen, wenn Sie in Not sind. Das ist grundsätzlich in Ordnung, bringt mich jetzt aber selbst an meine Grenzen. Bevor ich mich überfordere, sage ich Ihnen das lieber rechtzeitig, damit wir gemeinsam versuchen können, eine Lösung für dieses Problem zu finden, die uns beiden gerecht wird."* Dies nennt Young *„empathische Konfrontation"*, weil einerseits Verständnis gezeigt, aber inhaltlich auch konfrontiert wird (siehe Abb. 9). Entsprechend dem pädagogischen Motto: „Man kann den Kindern als Eltern sagen, was man will, sie machen einem doch alles nach" wirkt der Therapeut in der therapeutischen Beziehung immer auch als Modell. Wenn er sich zu starr und für die Patienten nicht nachvollziehbar abgrenzt, besteht die Gefahr, dass die Patienten ihn ähnlich erleben wie die vernachlässigenden Eltern. Sie können sich dann entweder unterwerfen, zurückziehen oder anfangen zu kämpfen. Der Therapeut gibt dann aber kein Modell, wie man es besser machen kann. Viele negative Therapieverläufe lassen sich auf diese Konstellation zurückführen. Ist der Therapeut sensibel und flexibel genug ist, kann er in sich dann Schuldgefühle wahrnehmen, die ihm zeigen, dass er sich zu weit vom Patienten entfernt hat und ihn überordert.

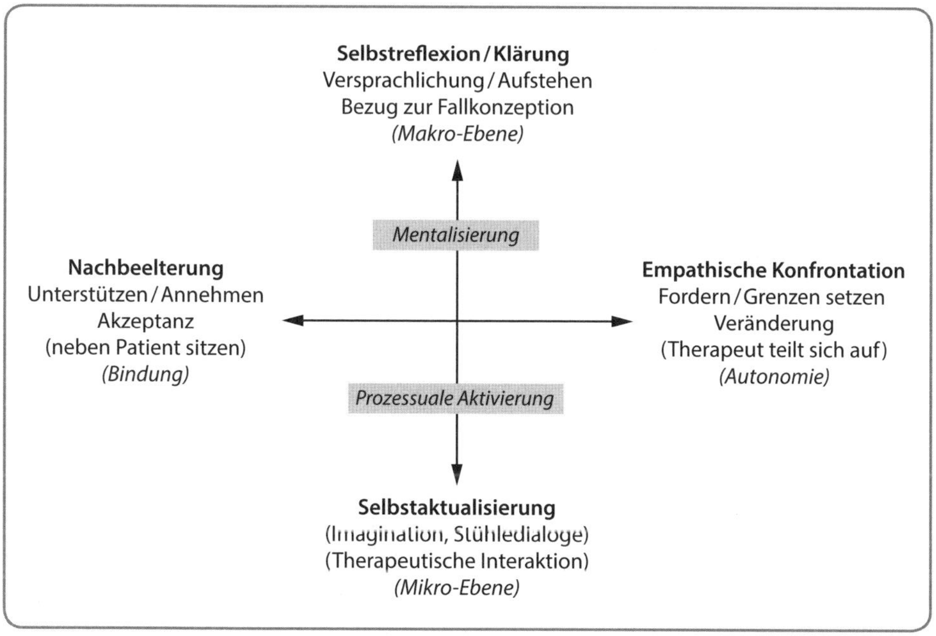

Abbildung 9: Die Balance in der schematherapeutischen Beziehungsgestaltung

Grenzt sich der Therapeut dagegen zu wenig ab und geht über seine eigenen Grenzen, kann dies dazu führen, dass die Patienten sich zwar gut versorgt fühlen, aber in diesem abhängigen Zustand stecken bleiben und sich die Therapie über viele Monate nicht weiterentwickelt. Auch hier bekommen die Patienten ein einseitiges Modell überbeschützender und letztlich lähmender Eltern vermittelt. Dies kann im Therapeuten Ärgergefühle auslösen, die ihm zeigen, dass er einen gesunden Abstand zum Patienten braucht. Ringt dagegen der Therapeut mit dem Patienten „auf Augenhöhe" um eine faire und für beide zumutbare Lösung, lernen die Patienten eigene und fremde Bedürfnisse in einen angemessenen Ausgleich zu bringen, was ihre Entwicklung maximal fördert. Die nach innen gerichteten Kritiker sorgen nach der Beruhigung des ängstlichen oder wütenden Kindmodus dafür, dass die Patienten aus eigenem Antrieb zum Gelingen der Therapie beitragen.

Andererseits ist es wichtig, dass zu unterordnungsbereite Patienten im Laufe der Therapie anfangen, ihre eigenen Bedürfnisse stärker einzubringen und auch kritische oder gar aggressive Äußerungen gegen die Therapeuten zu wagen. Die Therapeuten sollten dann konsequent dieses Verhalten markieren und im selbstreflexiven Modus des gesunden Erwachsenen gemeinsam analysieren (siehe Kap. 5.3). Erst wenn die Patienten erleben, dass sie auch Konflikte mit den Therapeuten offen austragen können, kommen sie in vollen Kontakt mit ihren aggressiven, nach außen gerichteten (alloplastischen) Konfliktlösungsressourcen, die für eine maximale Selbstwerterhöhung notwendig sind. Sind solche „stürmischen Passagen“ gemeinsam gemeistert, werden die Patienten zunehmend angstfreier, was sich auch daran zeigt, dass Humor immer mehr Platz in der Therapie bekommt.

Anders als bei den eher zum Unterordnungsmodus neigenden Patienten haben manche jugendlichen, Borderline- oder narzisstischen Patienten bzw. Patienten aus dem forensischen Kontext nur unzureichend nach innen wirkende Kritiker aufgebaut. Dann dominieren die nach außen gerichteten Forderer oder Bestrafer, was zum Überwiegen der überkompensierenden Bewältigungsmodi beiträgt. In diesen Fällen übernimmt der Therapeut noch konkreter eine nachbeelternde Funktion, da er möglicherweise für die Patienten die erste ernst zu nehmende, grenzsetzende Instanz darstellt.

Die Therapeuten können dann nicht auf bereits gebildete Bewertungsmuster als Ressource zurückgreifen, sondern müssen diese erst in einem länger dauernden Therapieprozess behutsam und ausbalanciert aufbauen. Sie werden hier zu Repräsentanten der Außenwelt, was eine stärker pädagogische bzw. beziehungsanalysierende Ausrichtung der Therapie verlangt, wie sie im nächsten Kapitel beschrieben wird. Früher oder später muss der Therapeut jedoch einen aktiven Beitrag des Patienten zur emotionalen Selbstregulation auch zwischen den Sitzungen einfordern. Bleibt dieser Beitrag aus, sollte dies als Belastung der Therapie reflektiert und bearbeitet werden.

Bei Patienten mit Gewalt- oder sexuellen Missbrauchserfahrungen ist die Bereitschaft, sich zwischen den Sitzungen selbst zu stabilisieren, eine Voraussetzung, um mit der emotionsaktivierenden Klärungsarbeit zu beginnen. Das Gleiche gilt für den eigenverantwortlichen Aufbau positiver Aktivitäten zwischen den Sitzungen, das Durchführen von Verhaltensexperimenten oder das Führen eines Tagebuchs. Diese Beiträge müssen die Patienten nach und nach in der Therapie als *Schritte zur Verselbstständigung* leisten. Es ist die Aufgabe der Therapeuten, die Balance zwischen Unterstützen und Fordern sensibel und flexibel zu handhaben. Auch nach Therapiefortschritten muss möglicherweise zwischenzeitlich noch einmal für kurze Zeit stärker unterstützt werden. Diese Unterstützung sollte jedoch immer mehr mit klärend-reflexionsfördernden Interventionen verbunden werden, die den Patienten zeigen, welche Modi aktiviert sind und wie dies im biografischen Kontext verstanden werden kann. Durch diese konsequente Klärungsarbeit lassen sich die aktuellen emotionalen Aktivierungen im Sinne der „Schubladen“ (siehe Kap. 2.1) immer besser verstehen und schneller überwinden.

5.3 Therapiearbeit in der therapeutischen Beziehung

Wenn emotionale Aktivierungen in der Therapie auftauchen, besteht die Gefahr, dass sich Patient und Therapeut in der dyadischen, konflikthaften Beziehungskonstellation festbeißen. Die Patienten erleben dann die Therapeuten wie frühere Bezugspersonen, was bis zu einer Retraumatisierung führen kann. In der Schematherapie wird der Übergang aus der dyadischen (Zweier-) in eine triadische (Dreier-)Beziehungsfigur angestrebt, in der der Interaktionsprozess unterbrochen, markiert und dann gemeinsam betrachtet wird. Dazu sagt der Therapeut zum Beispiel: *„Lassen Sie uns an dieser Stelle kurz anhalten und gemeinsam betrachten, was gerade zwischen uns passiert ist.“* Dabei ist es sehr hilfreich, zusammen aufzustehen und sich nebeneinanderzustellen, um wie ein „Beraterteam“ gemeinsam auf die gerade auf den Stühlen abgelaufene Szene zu schauen. Um die emotionale Distanz noch weiter zu vergrößern, kann statt mit „ich“ und „Sie“ in der dritten Person über „den Patienten“ und „den Therapeuten“ gesprochen werden. Wie schon beim Einsatz der Fragebögen beschrieben, erleichtert das dem Patienten, aus dem Sog der emotionalen Aktivierungen in einen Zustand kognitiv-lösungsorientierten Verhaltens zu wechseln, der bei ihm ebenfalls als Ressource zur Verfügung steht (siehe senkrechte Achse in Abb. 9). Neben der Balance von Nähe und Distanz ist es eine zentrale Bewegung in der Psychotherapie, entlang dieser Achse Erleben in Sprache auszudrücken und dadurch die emotionale Bewegtheit zur Ruhe zu bringen.

Ist der *Handlungsfluss unterbrochen* und die Interaktionssequenz markiert, kann in relativer Ruhe analysiert werden, welche Modi bei Patient und Therapeut auf der Mikro-Ebene aktiviert waren. Aus diesem *inneren Abstand* können dann Bezüge zu früheren Beziehungserfahrungen bzw. dem Schema und neue, bessere Lösungen erwogen und anschließend zum Beispiel im Rollenspiel eingeübt werden. Durch den *Bezug zur Fallkonzeption* können die Patienten auf der Makroebene erkennen, dass es immer wieder ähnliche Auslösesituationen und nachfolgende Modusaktivierungen sind, die sie in Schwierigkeiten bringen. Das hilft im Alltag, diese Situation schneller zu identifizieren und – wie es in der Therapie geübt wurde – in den Modus des gesunden Erwachsenen zu wechseln.

Die genaue sachliche, nicht wertende Betrachtung der Situation und der Vergleich zwischen dem Verhalten der früheren Bezugspersonen und dem Therapeuten fördern den kritischen Blick der Patienten *(Diskriminationslernen)*. Therapeuten verhalten sich dabei niemals wertend, sondern bleiben konsequent beschreibend. Gegebenenfalls kann das eigene Erleben im Sinne der *Selbstoffenbarung* zur Förderung der Mentalisierungsfähigkeit eingebracht werden, damit die Patienten merken, was sie im Gegenüber auslösen. Dabei kann sich der Therapeut „aufteilen“, indem er zum Beispiel sagt: *„Ein Teil in mir wird jetzt ganz schön wütend, aber der gesunde*

Erwachsene in mir kann erkennen, dass Sie im Grunde nur das Muster wiederholen, das Sie in der Kindheit gelernt haben.“

Diese „*therapeutische Spaltung*“ erlaubt den Therapeuten im Sinne der *empathischen Konfrontation,* einerseits kritische Aspekte einzubringen, andererseits das Verhalten der Patienten zu validieren, d. h. im biografischen Zusammenhang zu verstehen und anzuerkennen. Durch das Aufteilen können auch sehr konflikthafte Situationen entschärft und differenziert betrachtet werden, denn die validierende Komponente stärkt die Arbeitsbeziehung, sodass auch konfrontierende Elemente leichter in das Gespräch eingebracht werden können. Manche Patienten haben eine ausgeprägte Fähigkeit, in ihren Therapeuten starke emotionale Reaktionen auszulösen. Dann hilft es den Therapeuten, sich immer wieder zu vergegenwärtigen, dass es die Bewältigungsreaktionen sind, die sie angreifen, und dass es ihre Aufgabe ist, den verletzbaren Kindmodus dahinter gewissermaßen „dazuzudenken“.

Dabei ist für Schematherapeuten eine *Kenntnis der eigenen Schemata* bzw. ein sicheres Gefühl dafür, wie sich einzelne aktivierte Modi bei ihnen selbst anfühlen, äußerst wichtig. Entsprechend nehmen diese Aspekte in einer schematherapeutischen Supervision einen großen Raum ein. Jeffrey Young spricht von bis zu 50 Prozent Selbsterfahrungsanteil in der Supervision! Aus dem gleichen Grund liegt der Schwerpunkt der schematherapeutischen Fortbildung in einer videogestützten Supervision. Dadurch kann die Interaktion zwischen Patienten und Therapeuten genau analysiert werden. Im Aufbau dieser spezifischen Beziehungsgestaltungsfähigkeiten liegt eine deutliche Erweiterung der Schematherapie gegenüber der kognitiven Verhaltenstherapie.

6. Die Elemente der Schematherapie

6.1 Fragebögen und Fallkonzeption

Die schematherapeutische Fallkonzeption setzt sich aus drei Komponenten zusammen:

1. aus der *biografischen Anamnese,* die bereits aus dem Blickwinkel der Schemata bzw. des Modusmodells betrachtet und mitgeschrieben wird,
2. der *Beobachtung der Interaktion* innerhalb der Therapie und
3. den *Schemafragebögen.*

Jeffrey Young und seine Mitarbeiter haben für alle relevanten Bereiche Fragebögen mit allerdings unterschiedlicher testtheoretischer Qualität entwickelt: Es gibt einen Fragebogen für das erinnerte Elternverhalten (Young Parenting Inventory, YPI), je einen Fragebogen für vermeidende und kompensierende Bewältigungsreaktionen und einen Fragebogen für die aktuell immer noch auslösbaren Schemata, der in einer Lang- und einer Kurzform vorliegt (Young Schema Questionnaire, YSQ). Daneben wurde in den Niederlanden von Jil Lobbestael aus der Arbeitsgruppe von Arnoud Arntz ein Modus-Fragebogen, das Schema-Modes-Inventory, entwickelt, das jetzt auch als Kurzform (SMI-1) in validierter (d. h. in wissenschaftlich überprüfter) Form vorliegt. Die deutsche Version wurde von Gitta Jacob in Freiburg validiert. Für Therapeuten wird die Arbeit mit den Fragebögen in dem Buch „Schemtherapie" (Roediger 2016) ausführlich beschrieben, und sie sollte in der Supervision geübt werden. Alle oben genannten Fragebögen sind auch als Computerprogramm über den Autor zu erhalten. Entweder können die Patienten die Antworten direkt an einem Rechner eingeben; es können aber auch mit der Hand ausgefüllte Fragebögen zur Auswertung eingegeben werden. Für Patienten ist in dem Buch von Young und Klosko „Sein Leben neu erfinden" ein verkürzter Fragebogen mit elf Schemata zum Selbstausfüllen enthalten (Hinweise zu beiden Büchern im Anhang).

Beim Einsatz der Fragebögen ist zu berücksichtigen, dass diese nicht als Test entwickelt wurden, sondern um in einer strukturierten Weise das Selbsterleben der Patienten zu erfragen, um daraus Anhaltspunkte für die Therapie zu gewinnen und diese im Sinne des „Joint Referencing" (siehe Kap. 5.1) nicht-konfrontativ in die Therapie einzubringen. Lediglich der YSQ und der SMI-1 erfüllen auch strengere testpsychologische Kriterien. So konnten für einzelne Schemata aus dem YSQ recht hohe Korrelationen zu bestimmten Persönlichkeitsstörungen gefunden werden. In einer pragmatischen, therapiebezogenen Weise können aber auch die Ergebnisse der anderen Fragebögen gemeinsam mit dem Patienten betrachtet und auf die Biografie oder die therapeutische Interaktion bezogen werden. Dadurch haben die Fragebögen einen hohen praktischen Nutzen, denn sie erleichtern den Therapieeinstieg und bieten wichtiges Material für die kognitive Fallkonzeption. Die Fallkonzeption wird im Sinne der Garderobenleisten-Metapher (siehe Kap. 4.1) oder des Bildes der Landkarte (siehe Kap. 5.1) zum Bezugsrahmen, auf den anschließend das Erleben bei der Emotionsaktivierung (siehe Kap. 6.2), in Aktivierungssituationen im Alltag oder in der therapeutischen Beziehung selbst bezogen werden. Hier bestehen Annäherungen an das sogenannte „szenische Verstehen", wie es von Hermann Argelander konzipiert wurde[17]. Hier eine kurze Fallkonzeption unserer Modellpatientin „Susanne", auf einem dazu entwickelten Formblatt, das die wichtigsten Elemente einer modusbasierten Fallkonzeption übersichtlich zusammenfasst:

Schematherapeutische Fallkonzeption (kurz)

1. Auslösesituationen und (ambivalente) Gefühle

„Ich muss auf jemanden warten, der mir etwas bedeutet, und habe keine Ahnung, wie lange das dauert. Ich fühle dann eine ohnmächtige Wut."

2. Aktivierte Modi (und Schemata)

Kindseite:
Wütendes Kind
(emotionale Vernachlässigung)

Innere Kritiker:
nach außen gerichtete Bestrafer
(Bestrafungsneigung)

3. Maladaptive Bewältigungsversuche (zur Spannungsreduktion)

a. *Überkompensation (Wutausbrüche)*
b. *Distanzierter Selbstberuhiger (Alkohol trinken)*
c. *Unterordnung („Ich schlafe mit Peter, um ihn wieder freundlich zu stimmen.")*

4. Grundbedürfnisbilanz der Bewältigungsversuche (kurzfristig)

	a) *Überkompensation*	b) *distanzierter Selbstberuhiger*	c) *Unterordnung*
Bindung:	–	–	+
Kontrolle / Autonomie	+	–	(+)
Selbstwert:	(+)	(+)	–
Lust- / Unlust-vermeidung:	–	+	–

5. Bessere Grundbedürfnisbefriedigung durch „erwachsene" Lösungen:

Bindung: *„Darauf achten, dass ich mir die positiven Dinge mit Peter nicht vermiese."*

Kontrolle / Autonomie: *Peter bitten, Bescheid zu sagen, wenn er später kommt. (Wofür hat der denn sonst sein Handy?)*

Selbstwert: *Selbst die Initiative ergreifen, anstatt mich abhängig zu machen.*

Lust- / Unlust-vermeidung: *„Wenn ich schon warten muss, dann tue ich etwas Angenehmes."*

Abbildung 10: Kurze Fallkonzeption von Susanne

Diese kurze Fallkonzeption enthält im ersten Schritt die typischen *Auslösesituationen* und hervorgerufenen basalen Emotionen. In Abbildung 10 finden Sie eine Fallkonzeption für die Beispielpatienten aus Kapitel 2.1. Diese allgemeine Auslösesituation wird gewonnen, indem mehrere konkrete Auslösesituationen auf gemeinsame Aspekte hin untersucht werden, also gewissermaßen eine „szenische Essenz" gebildet wird. Im zweiten Schritt wird dieses Erleben den *unkonditionalen Schemata* bzw. *Kindmodi* einerseits und den *konditionalen Schemata* bzw. *inneren Kritikern* andererseits zugeordnet. Im dritten Schritt werden die daraus resultierenden *Bewältigungsmodi* aufgelistet, die dann im vierten Schritt daraufhin überprüft werden, wie sie die einzelnen *Grundbedürfnisse* befriedigen. Im fünften Schritt kann nach Möglichkeiten gesucht werden, wie die Grundbedürfnisse im Sinne des *Modus des gesunden Erwachsenen* besser bzw. ausgewogener befriedigt werden können. Damit dient die Fallkonzeption nicht nur als Bezugsrahmen für die erlebnisaktivierenden Elemente, sondern auch schon als Ausgangspunkt für erste verhaltensverändernde Interventionen (siehe Kap. 6.4).

Grafische Darstellungen von Fallkonzeptionen sind für viele Patienten übersichtlicher. Es gibt verschiedene Formen der Darstellung und jeder Therapeut verwendet diejenige, mit der er oder sie am besten arbeiten kann. Alle erfüllen ihren Zweck. Im Folgenden sollen zwei Varianten vorgestellt werden:

1. Eine individuelle Modusskizze (Abbildung 11)
2. Die sogenannte Moduslandkarte (Abbildung 12)

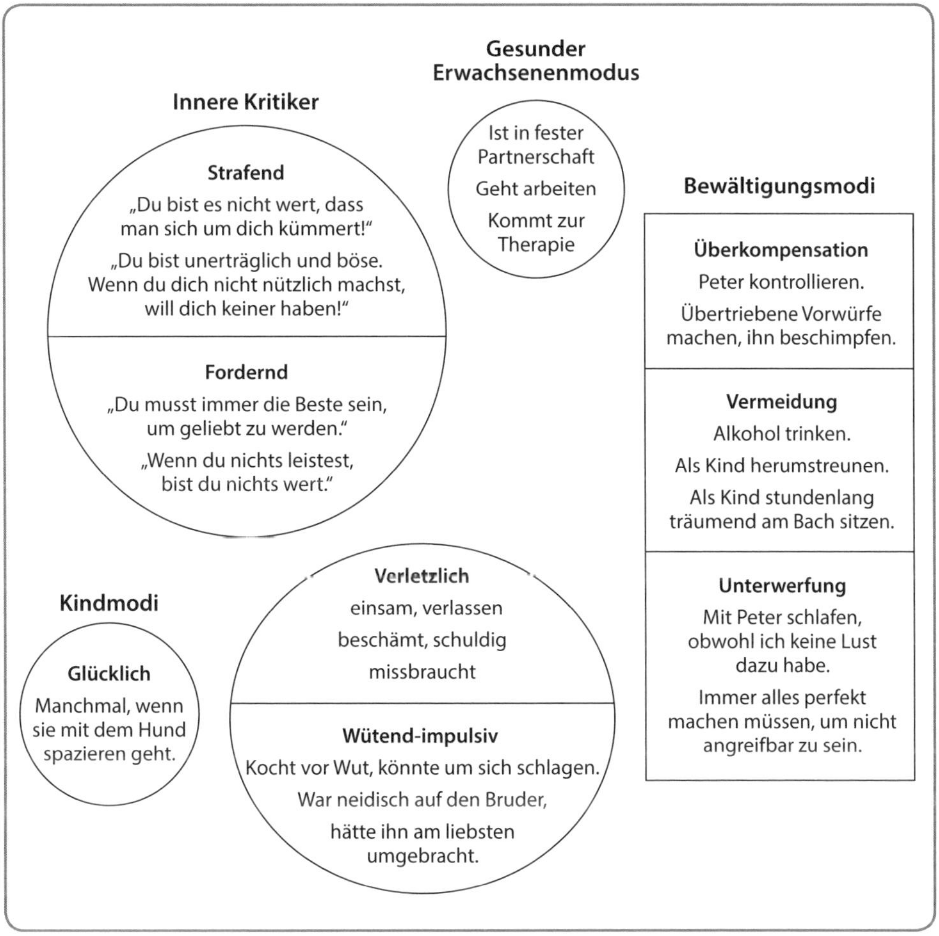

Abbildung 11: Modusskizze von Susanne

Eine erste Möglichkeit besteht darin, dass der Therapeut die beobachteten Modi individuell auf einem leeren Blatt aufmalt. Diese Lösung wird von der Gruppe um den niederländischen Therapeuten und Forscher Arnoud Arntz favorisiert und hat den Vorteil, dass für jeden Patienten ein individuelles Bild erstellt werden kann. Abbildung 11 enthält eine entsprechende Modusskizze für unsere Beispielpatientin aus Kapitel 2.1. In dem Kasten rechts werden die (direkt sichtbaren) Bewältigungsmodi, links unten die Kindmodi, darüber die inneren Kritiker und oben der gesunde Erwachsene dargestellt. Diese Art der Fallkonzeption ergibt Anhaltspunkte für die Therapie: Übertriebene Bewältigungsmodi oder auch innere Kritiker müssen abgeschwächt, die Kindmodi beruhigt oder geführt bzw. gemäßigt werden, wie zum Beispiel der wütend-undisziplinierte Kindmodus bei Susanne. Ein weiterer Vorteil

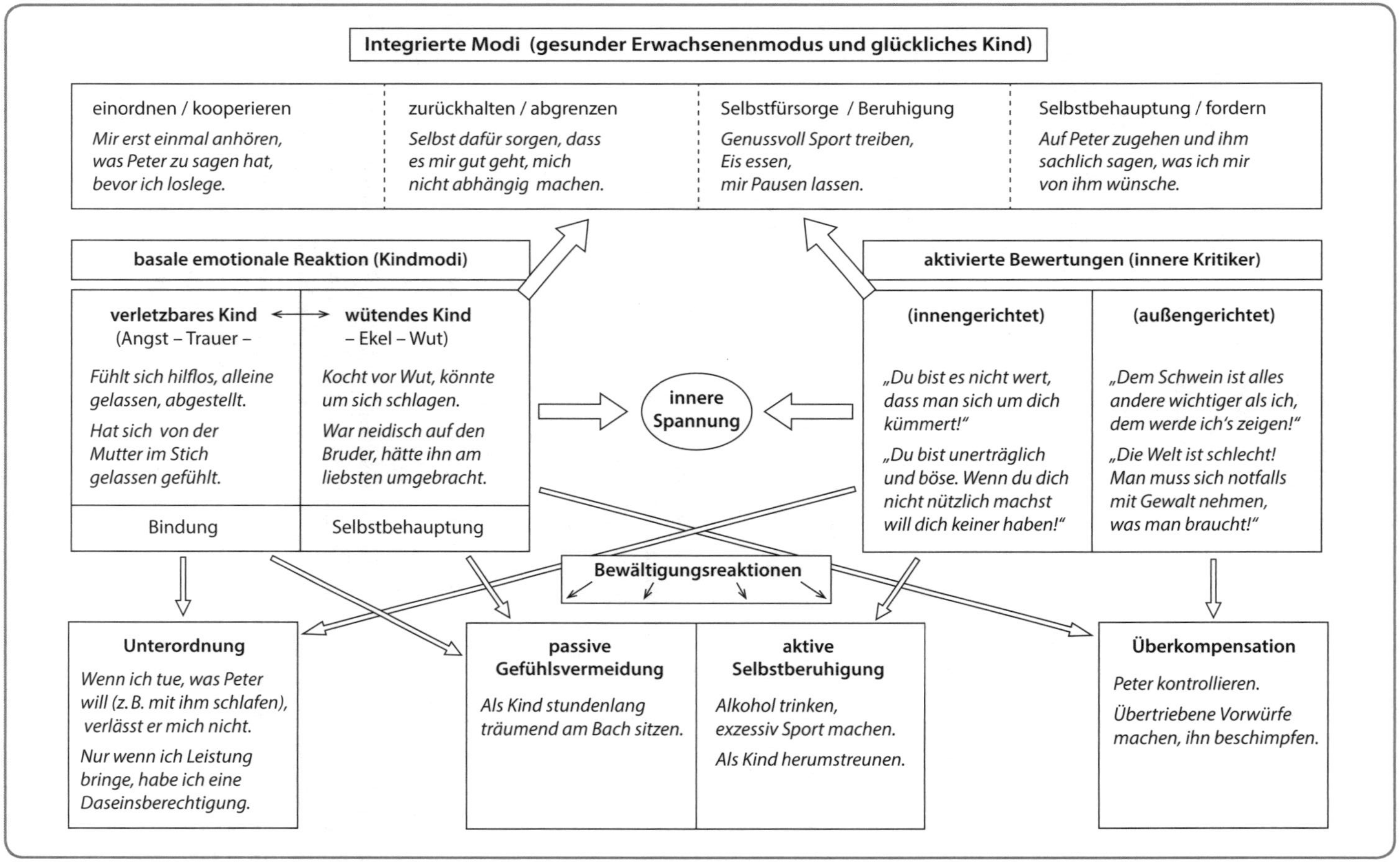

Abbildung 12: Moduslandkarte von Susanne

dieser Fallkonzeption ist, dass die Bezeichnungen völlig frei gewählt werden können, wohingegen in der im Folgenden dargestellten Moduslandkarte orientierende Bezeichnungen eingetragen sind. Es kann sinnvoll sein, zunächst mit einer selbst gezeichneten Modusskizze anzufangen und später, wenn die Patienten schon über einen stärker ausgeprägten Erwachsenenmodus verfügen und die Grundlagen der Schematherapie bereits verstanden haben, mit der umfassenden Moduslandkarte weiterzuarbeiten.

Die „Moduslandkarte" (Abb. 12) stellt auf einem Blatt zusammengefasst in einem dimensionalen Rahmen die wichtigsten Modi dar, die Menschen grundsätzlich haben. Damit wird der Ansatz des alternativen Modells der Klassifikation von Persönlichkeitsstörungen des DSM-5 aufgegriffen, das mit ähnlichen Dimensionen arbeitet. Diese Dimensionen auf Basis des Entwicklungsmodells von Millon[18] legen einen orientierenden Rahmen um die rein deskriptive Modusskizze. So wird eine gewisse Übersicht hergestellt und Verhaltensdefizite und -exzesse können deutlich erkannt werden. Darüber hinaus enthält die Moduslandkarte die wichtigsten Elemente der Psychoedukation:

- die zwei fundamentalen Grundbedürfnisse „Bindung" und „Selbstbehauptung";
- die vier Basisemotionen (Angst, Trauer, Ekel und Wut), die die Frustration dieser Grundbedürfnisse anzeigen: Angst und Trauer, die Frustration des Bindungsbedürfnisses, und Ekel bzw. Genervt-Sein und Wut, die Frustration des Selbstbehauptungsbedürfnisses;
- die vier wichtigsten Bewältigungsreaktionen im Spektrum zwischen internalisierender Unterordnung und externalisierender Dominanz.

Die Kritiker können getrennt voneinander eingetragen werden, je nachdem ob sie sich auf die eigene oder eine andere Person richten. Der nach außen gerichtete Bestrafer führte z. B. dazu, dass die Patientin im Pöbel- und Angreifermodus den kleinen Bruder quälte. Nach innen gerichtet aktivieren die inneren Kritiker das verletzbare Kind und führen zu einem angepasst-unterwürfigen Verhalten.

Manche Felder bleiben leer und zeigen damit sozusagen ihre „blinden Flecken" auf. Außerdem wird der Schritt von den vordergründigen Bewältigungsmodi zu den hintergründigen Kind- und Kritikermodi erleichtert. Bezeichnenderweise bleiben meist die Felder leer, die durch die Pfeile miteinander verbunden sind:

- Bei sich unterordnenden Patienten dominiert meist der verletzbare Kindpol mit den Emotionen Angst oder Trauer, während Wut oft nicht empfunden wird. Die inneren Kritiker sind eher nach innen auf die eigene Person gerichtet und nicht so sehr nach außen auf andere.

- Überkompensierend-dominante Patienten fühlen sich eher genervt oder ärgerlich und die Bewertungen sind auf andere Menschen gerichtet, sodass sich die Patienten berechtig fühlen, diese herabzusetzen oder gar anzugreifen.
- Wenn Patienten Ärger spüren, innere Kritiker aber verbieten, diesen Ärger offen zu zeigen, ist der Weg nach außen sozusagen abgeschnitten und es kommt zu passiv-distanziertem oder aktiv-selbstberuhigendem Verhalten (Pfeile zu den mittleren Feldern).

Mithilfe dieser Karte können also auch die wechselnde Dynamik zwischen den Modi und z. B. das „Flippen" zwischen Unterordnung und Wutausbrüchen bei emotional instabilen Patienten gut abgeleitet werden. Ziel ist, diese Einseitigkeiten auszubalancieren. Entsprechend wird im Erwachsenenmodus in dem Kästchen oben der konstruktive Aspekt des jeweiligen maladaptiven Bewältigungsmodus im unteren Kästchen flexibel an die jeweilige Lebenssituation angepasst eingesetzt:

- Statt sich übermäßig unterzuordnen, lernen die Patienten zu kooperieren.
- Statt die Gefühle abzuspalten, üben sie, sich bewusst zurückzuhalten. Das kann z. B. durch Meditation geübt werden.
- Statt sich exzessiv selbst zu beruhigen, lernen sie, in gesunder Weise gut für sich zu sorgen (mitfühlende Selbstfürsorge).
- Statt sich rücksichtslos oder manipulativ durchzusetzen, lernen sie, maßvoll und offen für ihre Bedürfnisse einzutreten.

Durch diese dosierte und sozial angepasste Reaktion können beide Grundbedürfnisse ausgewogener und langfristig erfolgreich befriedigt werden; dadurch zeichnet sich psychische Gesundheit aus. Diese Landkarte begleitet die Patienten durch ihre ganze Therapie, kann aber auch als Orientierung im Alltag dienen. Die Patienten können immer prüfen, zu welchem Bewältigungsmodus Sie gerade tendieren bzw. auf welchem „Bein" sie gerade stehen (Bindung oder Selbstbehauptung) und wie stattdessen eine erwachsene Lösung aussehen könnte.

6.2 Erlebnisaktivierende Elemente

Neben der besonderen Beziehungsgestaltung im Sinne einer „begrenzten elterlichen Fürsorge" (limited reparenting) stellen die erlebnisaktivierenden Elemente eine wesentliche Erweiterung gegenüber der klassischen kognitiven Verhaltenstherapie dar. Diese Therapieelemente sind dem hypno- bzw. gestalttherapeutischen Kontext entnommen und in das schematherapeutische Modell eingepasst. Sie realisieren den von Klaus Grawe sogenannten Wirkfaktor der Problemaktualisierung, indem sie in der Therapie im Sinne einer *emotionalen Exposition* die zuvor vermiedenen Gefühle unter kontrollierten Bedingungen hervorrufen (siehe Kap. 2.2). Dadurch kommen die Patienten in Kontakt mit früheren Erlebnisweisen, was dem Prinzip der sogenannten Regression der psychodynamischen Verfahren entspricht. Während diese Phase sich in psychodynamischen Therapien über mehrere Wochen oder gar Monate erstrecken kann, sind die erlebnisaktivierenden Elemente der Schematherapie so konzipiert, dass das Erleben bereits am Ende der Übung in den Modus des gesunden Erwachsenen integriert wird, sodass die Patienten die Therapiestunde in einem stabilen Zustand verlassen. Dies gelingt durch einen sehr *strukturierten Ablauf,* in dem zunächst die negativen emotionalen Schemata aktiviert und dann bereits in der Sitzung mithilfe des Therapeuten verändert werden. Das führt zu einer unmittelbaren *korrigierenden emotionalen Erfahrung,* die dem Patienten zeigt, dass heute andere Problemlösungen möglich sind als bisher gedacht.

Neben der emotionalen Aktivierung in der therapeutischen Beziehung, wie sie im Kapitel 5.3 beschrieben wurde, können auch durch die Einbeziehung eines Beziehungspartners Schemata aktiviert werden (siehe Kap. 9), da dieser möglicherweise andere Schemata auslöst als der Therapeut. Im Folgenden werden mit dem Imaginationsverfahren und den Dialogen auf mehreren Stühlen diejenigen Therapieelemente etwas ausführlicher dargestellt, die anderen Methoden entlehnt und in dieser Form im verhaltenstherapeutischen Kontext neu sind.

6.2.1 Imaginationsübungen

Durch imaginative Techniken können Patienten besonders gut in Kontakt mit alten, schmerzhaften Erlebnissen und den damit verbundenen basalen Emotionen gebracht werden. Besonders sehr kontrollorientierte Patienten mit starken distanzierten Beschützern oder Überkompensierern haben häufig Probleme, ihre basalen Emotionen zu benennen, und antworten auf Fragen der Therapeuten mit gedanklichen Umschreibungen oder Erklärungsversuchen. Hintergrund ist, dass bei ihnen die rational-logisch sprachverbundenen Funktionen des Gehirns wesentlich besser ausgebildet sind als die assoziativ-bildhaften und emotionsnäheren Prozesse. Insbesondere Menschen mit unsicher-vermeidendem Bindungsstil sind in ihrer Mentalisierungsfähigkeit wenig gefördert worden und neigen zu einer rational-erklärungssuchenden Herangehensweise an Probleme. Typisch dafür ist die Antwort eines Patienten, der auf die Klage seiner Frau: „Du verstehst mich einfach nicht" antwortet: „Doch, ich verstehe dich sehr gut, denn ich kann jeden Satz wiederholen, den du gesagt hast." Imaginative Techniken helfen, vom sprachlichen (expliziten) in den episodischen (impliziten) Verarbeitungsmodus des Gehirns zu wechseln oder etwas plastischer ausgedrückt: vom systematisch-zeitlich-räumlich geordneten zum situativ-bildhaftganzheitlich-zusammenhängenden Gedächtnissystem. Im Alltag arbeiten beide Verarbeitungs- bzw. Gedächtnissysteme des Gehirns harmonisch zusammen, sodass beide oft nicht als getrennt wahrgenommen werden.

Eine kleine *Übung* kann die beiden verschiedenen Aspekte verdeutlichen: Versuchen Sie als Leser sich bitte jetzt einmal daran zu erinnern, als Sie das letzte Mal verliebt waren, während Sie gleichzeitig beobachten, was Sie dabei tun. Wenn man diese Übung in einem Kurs durchführt, schließen typischerweise etwa ein Drittel der Teilnehmer spontan die Augen (obwohl sie dazu nicht aufgefordert wurden). Warum? Weil das Schließen der Augen den Menschen von seiner Umgebung abkoppelt und hilft, den Blick nach innen, also auf die innerlich angelegten Schemata zu lenken. Dann versuchen sich die Menschen im zeitlich-räumlich geordneten und *sprachverbundenen Gedächtnis* zu erinnern, wann und wo sie das letzte Mal verliebt waren. Diese Suchbewegung erfolgt ähnlich wie das Durchblättern von beschrifteten Karteikarten in einer sogenannten top-down-geführten Suchbewegung (siehe Kap. 2.1). Ist die entsprechende Situation identifiziert, wechseln die Menschen in den Modus des *episodisch-bildhaften Gedächtnisses,* indem sie innerlich die passenden Bilder aufrufen. Diese Bilder sind nun ihrerseits Trigger, die „bottom-up" das Gefühl der Verliebtheit wieder neu entstehen lassen.

Gefühle können nicht direkt aufgerufen werden (z. B. durch „Darüber-Reden"), sondern nur über den Zwischenschritt solcher *Schlüsselreize.* Wird die Übung intensiv genug durchgeführt, passen sich die Mimik und die Körperprozesse diesem Gefühl an und die Betreffenden können rasch in einen angenehm-träumerischen Gefühlszustand eintauchen, der fast so intensiv ist, wie das Erlebnis damals war.

Analog zu dieser Übung wird bei einer therapeutischen *Imaginationsübung* mit einer Alltagssituation begonnen, in der die Patienten stark emotional beteiligt waren. Diese starke emotionale Beteiligung zeigt an, dass vermutlich alte Schemata in der Situation aktiviert waren. Dies ist besonders dann der Fall, wenn die Patienten selbst oder anwesende Dritte den Eindruck haben, dass die Reaktion eigentlich übertrieben war. Das „Zuviel" wird durch die Beteiligung der Schemata bzw. „Schubladen" im Inneren bewirkt und lässt sich nicht aus der äußeren Situation erklären.

Schritte der Imaginationsübung

1. Beschreiben einer aktuellen Auslösesituation mit allen Sinnesqualitäten.
2. Fokussierung und Benennung der aktivierten Emotionen und Körpergefühle.
3. In Kontakt mit den Gefühlen bleibend in die Kindheit zurücktreiben und passende Bilder aus der Vergangenheit aufsteigen lassen.
4. In der Kindheitsszene die Interaktion mit den Bezugspersonen wieder „filmhaft" ablaufen lassen und auf die aktivierten Gefühlsfacetten fokussieren.
5. In der Kindheitsszene die Grundbedürfnisse erkennen und aussprechen.
6. Als Erwachsener von heute die Szene betreten und sich das veränderte emotionale und körperliche Erleben vergegenwärtigen.
7. Bezugspersonen entmachten und Kind versorgen.
8. Mit diesem Erleben in Kontakt bleiben und in die Gegenwartsszene gehen.
9. In der Ausgangsszene die Bedürfnisse und Wünsche dem anderen gegenüber deutlich ausdrücken und schauen, wie sich dadurch das Verhalten verändert.
10. Das aktuelle Gefühl am Ende der Übung mit dem Anfang vergleichen.
11. Eine zusammenfassende Verhaltensregel formulieren.

Tabelle 5: Schritte der Imaginationsübung

Die Aktivierungssituation wird zunächst (1) äußerlich mit *Worten* beschrieben (siehe Tab. 5 und Abb.13). Dann werden die Patienten aufgefordert, sich die Situation ganz genau wie einen Film vorzustellen, in dem sie jetzt wieder drin sind, möglichst mit allen erinnerbaren *Sinnesqualitäten* (Sehen, Hören, Körpergefühl, Riechen oder Schmecken). Dann (2) fokussieren die Patienten ganz auf die basalen *Emotionen,* die durch die aktivierten Sinnesmodalitäten aufgerufen werden, lassen alle Eindrücke verblassen, während sie mit den basalen Gefühlen in Kontakt bleiben. Häufig ist das Erleben der Patienten in dieser aktuellen Situation bereits ambivalent, am häufigsten im Sinne einer ohnmächtigen Wut oder Wut gemischt mit Angst. Dies liegt daran, dass in der Gegenwart genau diejenigen unangenehmen Kindheitssituationen besonders belastend erlebt werden, die schon damals durch die Gefühlsambivalenz nicht auflösbar waren, sodass die Patienten in dieser ambivalenten Erlebensweise gewissermaßen stecken geblieben sind. Im psychodynamischen Modell wird das Fixierung oder „Komplex" genannt.

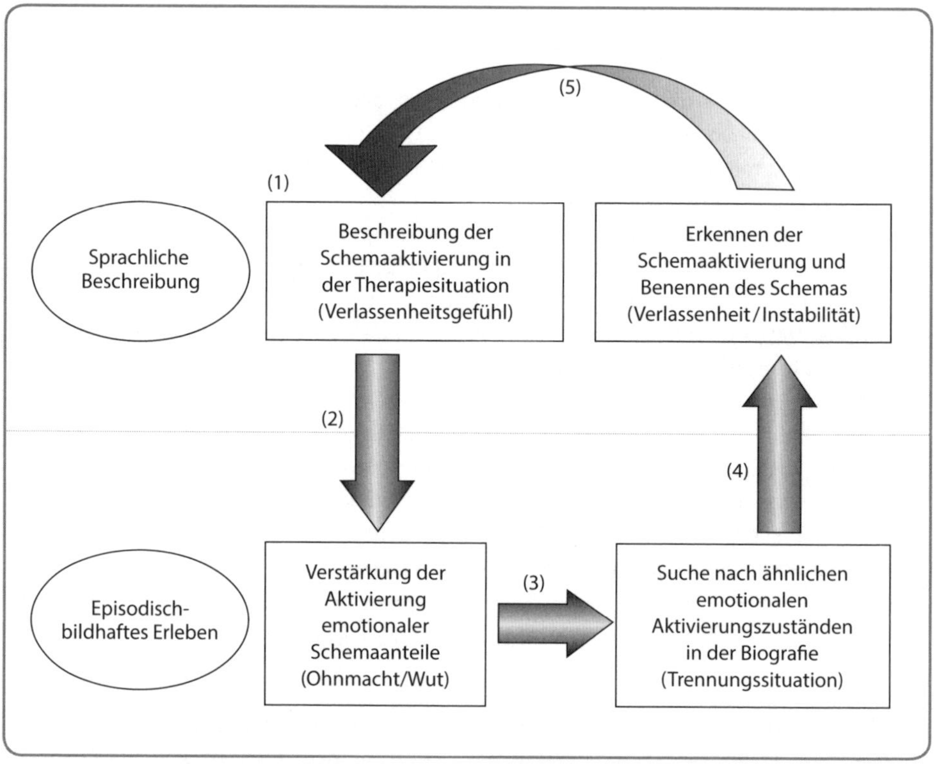

Abbildung 13: Innere Bewegung in der Imagination

Im nächsten Schritt (3) sollen die Patienten versuchen, immer in Kontakt mit diesen Emotionen bleibend, in die Vergangenheit zurückzutreiben und spontan Bilder von Situationen aus der *Kindheit oder Jugend* aufsteigen zu lassen, in denen sie sich ähnlich gefühlt haben wie jetzt. Über diese sogenannte *Affektbrücke* ist es häufig in wenigen Sekunden möglich, sich an strukturähnliche Situationen zu erinnern, auf die man durch Nachdenken nie gekommen wäre. Diese imaginativ-assoziative Öffnung führt damit zu anderen biografischen Bezügen als die kognitive Technik des Sokratischen Dialogs, die über gedanklich-assoziative Verknüpfungen von gegenwärtigen negativen automatischen Gedanken zu dahinter liegenden, früher gebildeten Grundannahmen gelangen möchte. Im positiven Fall können beide Wege jedoch zu ähnlichen Situationen führen und sich ergänzen. Bei der Imaginationsübung sollen sich die Patienten die jetzt gefundene Kindheits- bzw. Jugendsituation möglichst genau mit allen Sinnesmodalitäten vorstellen, um das emotionale Erleben zu verstärken.

Dadurch, dass die Patienten ihr Erleben und ihre Bedürfnisse t (4) *sprachlich mitteilen,* wechseln sie zwischen dem emotionsnäheren Erlebenszustand und dem reflexivsprachlichen Modus hin und her (entsprechend der senkrechten Achse in Abb. 9). Dabei werden die bewusste Wahrnehmung der Grundbedürfnisse und entsprechenden neuen Verknüpfungen zwischen den verschiedenen Prozessen angelegt und die Mentalisierungsfähigkeit wird gefördert. Die Patienten können jetzt erleben, dass das Erleben in der biografischen Situation manchmal bis in Details der aktuellen Situation ähnelt. Durch diesen *Bezug* wird eindrucksvoll deutlich, wie sich das alte Erleben im Sinne der sich öffnenden Schubladen (siehe Kap. 2.1) in das gegenwärtige Erleben „hineinschiebt". Dieses ganz persönliche Erlebnis bestätigt die vorher kognitiv angelegte Fallkonzeption und erleichtert den Patienten, sich in der Gegenwart von ihren aktivierten Emotionen und Bewältigungsstrategien zu distanzieren. Wer möchte sich schon dauernd die Gegenwart durch alte Verhaltensmuster „vermiesen" lassen?! Dieses Erleben verstärkt den Wunsch, aus diesen alten Schubladen bzw. Beziehungsfallen herauszukommen und sie möglichst rasch zu schließen, damit Raum für neue, erwachsene Bewältigungsreaktionen geschaffen wird. Das entspricht dem zweiten Wirkfaktor der motivationalen Klärung von Klaus Grawe.

Nach diesen problemaktualisierenden und -klärenden Schritten folgt jetzt als dritter Wirkfaktor im Sinne von Klaus Grawe die Problembewältigung in der Imagination. Dazu bittet der Therapeut den Patienten in Schritt (5), den aktivierten „Film" anzuhalten und in Kontakt mit seinen *Grundbedürfnissen* zu kommen, indem er ihn fragt: *„Was brauchst du in dieser Situation eigentlich?"* Oder: *„Wonach sehnst du dich jetzt?"* Diese Formulierungen unterstreichen, dass es notwendig ist, die Patienten in diesem Zustand in Du-Form anzusprechen, da dies dem Erleben der Patienten bzw. dem „gefühlten Alter" in der Imagination entspricht. Sensible Patienten merken, dass sie aus dem Erleben des Kindmodus herausgerissen werden, wenn sie in Sie-Form angesprochen werden. Alternativ kann der Kindmodus auch mit dem Vornamen angesprochen werden: *„Was braucht denn der kleine Thomas jetzt?"* Außerdem sollten alle Sätze in der Gegenwarts- und nicht in der Vergangenheitsform formuliert sein, denn im Erleben der Patienten findet die alte Situation jetzt wieder statt.

Wenn die Patienten sehr traurig bewegt sind, kann der Therapeut auch vorsichtig mit körperlichen *Berührungen Halt geben,* nachdem er sich vorher die Erlaubnis dazu eingeholt hat. Da die Patienten den Therapeuten nicht sehen, fühlen sie sich einfach „gehalten", so wie sie sich als Kind gerne gehalten gefühlt hätten. Das schützt die Therapeuten davor, zu sehr als konkreter Mensch wahrgenommen zu werden, in den man sich verlieben könnte. Als Orientierung kann auch hier wieder das spontane Verhalten dienen, das Menschen bei ihren eigenen Kindern oder bei Freunden zeigen. In beiden Fällen gehören haltgebende Berührungen zum komplexen Muster des Tröstens und Beruhigens ganz selbstverständlich dazu. Der vorsichtige Einsatz derartiger Berührungen aktiviert bei den Patienten entsprechend angelegte Ressourcen aus Situationen, in denen sie als Kind Trost und Halt erlebt haben. Dies erleichtert ihnen, Emotionen standzuhalten und sie stärker zuzulassen. Manchmal können erst dann Gefühle von Enttäuschung, Ärger oder gar Wut gefühlt und ausgedrückt werden bzw. sie werden nach einer Berührung zunächst stärker. Das darf den Therapeuten nicht irritieren und er muss das mittragen können. Dabei helfen die eigenen (Selbst-)Erfahrungen in den Fortbildungskursen. Die Berührungen werden vor dem nächsten Schritt wieder zurückgenommen.

Im (6.) Schritt werden die Patienten gebeten, zusammen mit dem Therapeuten als die Person, die sie heute sind, die Szene von außen zu betreten. In besonders bedrohlichen, z. B. traumatischen Situationen können auch Hilfspersonen (z. B. Polizisten) mitgenommen werden. Die Patienten sind also jetzt als Kind und als Erwachsene gleichzeitig anwesend. Überraschenderweise gelingt das recht gut. Als Erwachsene werden die Patienten auch wieder gesiezt und gefragt, was sie im Körper spüren, wenn sie sehen, was mit dem Kind dort geschieht. Im positiven Fall spüren sie einen gesunden Ärger, der aus der Aktivierung ihres Selbstbehauptungsbedürfnisses kommt.

Nachdem ein angemessener Ärger gespürt wurde, werden die Bezugspersonen mit ihrem für das Kind schädlichen Verhalten konfrontiert und das Kind durch den Erwachsenen versorgt (7. Schritt). Die *Kraft,* die in diesen Ärgergefühlen steckt, ist besonders bei Patienten, die zur Unterordnung neigen, eine wichtige Ressource, die sie brauchen, um jetzt besser für sich sorgen zu können. Für diese Patienten ist die zentrale korrigierende emotionale Erfahrung, jetzt nicht mehr schweigen und sich unterordnen oder zurückziehen zu müssen, sondern endlich laut und deutlich für die *eigenen Bedürfnisse einzutreten.* Dies scheint ein wesentlicher Wirkfaktor der Imaginationsübung zu sein, der bis in das körperliche Erleben zurückwirkt.

Spüren die Patienten keinen Ärger, liegt das meist daran, dass sie noch mit den Bezugspersonen identifiziert und nicht emotional auf der Seite des Kindes stehen. In diesem Fall können die Patienten gefragt werden, was die „Stimme im Kopf“ sagt. Diese Stimmen werden dann als die inneren Kritiker benannt und in Modusdialogen auf Stühlen weiter bearbeitet (siehe Kapitel 6.2.2).

Gelingt es den Patienten nicht, direkt ihre Bedürfnisse angemessen zu spüren und mitzuteilen, kann unter Anleitung des Therapeuten eine Außenperspektive eingenommen werden, indem man die Patienten fragt, was sie sagen oder tun würden, wenn jemand ihre eigenen Kinder so behandeln würde, wie es in der Imagination mit ihnen geschieht *(Substitutionstechnik).* In vielen Fällen ermöglicht dieser Perspektivwechsel Zugang zu aktiv selbstbehauptenden Bewältigungsstrategien. Es ist eindrucksvoll zu sehen, wie gut die Patienten für andere Menschen und ihre eigenen (leiblichen) Kinder sorgen können, sich selbst aber vernachlässigen! Notfalls kann der *Therapeut* in die Imagination *einsteigen* und dafür sorgen, dass dort vernachlässigende oder misshandelnde Personen eingegrenzt, zurückgewiesen oder buchstäblich „vor die Tür gesetzt" werden. Obwohl der größte Zuwachs an Selbstwirksamkeit erzielt wird, wenn die Patienten in der Imagination selbst für sich sorgen, ist auch die Erfahrung hilfreich, dass ein anderer Mensch entschlossen für sie eintritt und sie nicht mehr wie früher alleingelassen sind. Zögern Sie also nicht, besonders bei Patienten mit gering ausgeprägtem Erwachsenenmodus anfangs selbst als Modell in diese Rolle zu gehen und die Situation aufzulösen. Bei weiteren Imaginationen bitten Sie dann den Patienten, die aktive Rolle einzunehmen.

Beim (8.) Schritt machen sich die Patienten das jetzt veränderte emotionale und *körperliche Erleben* bewusst, lassen alle Sinneseindrücke aus der biografischen Situation verblassen und gehen (immer in Verbindung mit diesem veränderten neuen Erleben) wieder in die *Ausgangsszene* zurück. Gegebenenfalls muss dies sehr langsam geschehen, damit sie in Kontakt mit ihrer Kraft bleiben.

Im (9.) Schritt werden die Patienten aufgefordert, aus diesem veränderten Erleben heraus die *Ausgangsszene* imaginativ so zu *verändern*, dass sie jetzt besser für ihre Bedürfnisse sorgen. Sie sollen die Situation so lange weiterspielen, bis ein befriedigendes Ergebnis erreicht ist. Gegebenenfalls kann der Therapeut etwas assistieren. Im (10.) Schritt vergleichen die Patienten ihr *Erleben am Ende* der nun veränderten Situation mit dem Erleben in der Ausgangssituation, um das sogenannte Diskriminationslernen zu fördern. Indem sie erkennen, wie sehr sie durch die Fixierung im alten Erleben in der Gegenwart blockiert waren, soll im Bewusstsein verankert werden, dass heute eine andere Lösung möglich ist. Im (11.) und letzten Schritt kann versucht werden, dieses Erleben in Form einer *Selbstinstruktion* zusammenzufassen, die die Patienten in ähnlichen Auslösesituationen in Zukunft top-down aktivieren können, um sich selbst an die neuen Lösungsmöglichkeiten zu erinnern.

Eine solche „große Imaginationsübung" dauert in der Regel zwischen 25 und 40 Minuten, sodass sie in einer normalen Therapiestunde abgeschlossen werden kann. Notfalls kann der Therapeut lenkend eingreifen, um die Situation auf jeden Fall zu einem positiven Ausgang zu führen. Das zeigt aber auch, dass möglichst früh in der Stunde mit den emotionsaktivierenden Techniken begonnen werden sollte. In der nächsten Stunde kann gegebenenfalls nochmals mit der gleichen Imagination weitergearbeitet werden. Dies ist besonders bei traumatisierenden Erlebnissen sinnvoll. Bei traumatisierten Patienten sollte das emotionale Anspannungsniveau während der Imaginationsübung immer wieder auf einer Skala von 0 bis 10 erfragt werden, damit rechtzeitig der „Film" angehalten und in die Außenperspektive gewechselt werden kann. Wenn es zu sehr starken emotionalen Aktivierungen im Sinne eines sogenannten Flashbacks oder einer beginnenden Dissoziation kommt, greift der Therapeut lenkend ein und löst die Situation auf, um den Patienten vor einer

Retraumatisierung zu schützen und die Imagination auf jeden Fall zu einer positiven Erfahrung zu machen. Imaginative Verfahren sind vor allem dann hilfreich, wenn die Patienten einen erschwerten Zugang zu ihren Gefühlen haben. Wenn das Erleben übermäßig stark in den Alltag einbricht (Intrusionen bzw. Flashbacks), stellen auch die Methode der verlängerten kognitiven Exposition nach Edna Foa oder Anke Ehlert[19] bzw. das EMDR (Eye Movement Desensitization and Reprocessing) von Francine Shapiro[20] geeignete Techniken dar, um das bewusst verfügbare Material systematisch aufzuarbeiten.

In der Regel reichen zwei bis drei derartige große Imaginationsübungen aus, um das Prinzip des „Eindringens der Vergangenheit in die Gegenwart" zu verstehen und die kognitive Fallkonzeption mit Erleben zu füllen. Im weiteren Therapieverlauf genügen dann kurze Imaginationen, um hinter der aktuellen emotionalen Aktivierung die Kindmodi zu erkennen und Bezüge zu früheren biografischen Situationen herzustellen. Diese *„Kurzimaginationen"* brauchen nur wenige Minuten. Sie sollten immer dann eingesetzt werden, wenn den Patienten selbst der Zusammenhang zwischen aktuellem Erleben und biografischem Kontext nicht deutlich ist, um diese Bezüge erlebend zu vertiefen. In diesem Sinne kann auch aus der nachfolgend beschriebenen Dialogübung auf mehreren Stühlen kurz in eine Imaginationshaltung gewechselt werden, bevor dann die Stühle-Übung fortgesetzt wird.

Neben diesen auf die Vergangenheit gerichteten Imaginationen können auch in die Zukunft gerichtete Imaginationsübungen eingesetzt werden, um die Umsetzung funktionalen Verhaltens im Alltag zu unterstützen. Details finden interessierte Leser in dem Lehrbuch „Schematherapie" des Autors (siehe Anhang). Emotionsaktivierende Techniken machen die Therapie wesentlich intensiver und sollten daher möglichst rasch und oft eingesetzt werden.

6.2.2 Modusdialoge auf Stühlen

Eine weitere Möglichkeit, das innere Erleben auszudifferenzieren und kognitiv zu verankern, sind Modusdialoge auf mehreren Stühlen. Während sich Imaginationen immer auf Situationen in der *äußeren Welt* beziehen, dienen Modusdialoge dazu, die *innere Welt* (bzw. die „innere Bühne") bewusster wahrzunehmen, neu zu bewerten und darauf aufbauend funktionaler zu handeln. Daher kommen sie in der Regel erst nach den Imaginationen zum Einsatz. Dadurch, dass die Patienten entsprechend der erlebten Haltung bzw. dem aktivierten Modus verschiedene Stühle aufsuchen, werden die einzelnen inneren Erlebensweisen an einem bestimmten äußeren (und entsprechend auch neuronal-inneren) Ort repräsentiert. Dies fördert den Modus des gesunden Erwachsenen, indem er die verschiedenen inneren Positionen „verorten“ kann. Das Wechseln der Stühle erleichtert den *Perspektivwechsel* bzw. den Überstieg in die Außenperspektive. Während sich auf einem einzigen Stuhl die verschiedenen Modi gegenseitig blockieren bzw. durchmischen, kann durch den Wechsel des Stuhls leichter auf eine latent vorhandene Lösungsressource zurückgegriffen werden. Gibt man zum Beispiel einem Patienten die Aufgabe, zunächst sein Erleben aus dem Kindmodus zu beschreiben und dann auf den Stuhl des gesunden Erwachsenen zu wechseln, kann man ihn bitten, mit dem Kindmodus so zu sprechen, wie er oder sie mit einem eigenen leiblichen Kind sprechen würde. Diese Aufteilung erleichtert es, angemessen tröstende, beruhigende oder aufmunternde Worte zu finden. Die Inszenierung eines Dialoges auf zwei Stühlen baut neuronale Bahnen und Muster auf, auf die die Patienten später in einem *inneren Dialog* auch in Abwesenheit des Therapeuten zurückgreifen können. Diese funktionalen Dialoge können auch gut mit den Smartphones der Patienten aufgenommen werden, damit sie zwischen den Stunden verfügbar sind (sogenannte Audio-Memos).

Zunächst können *Dialoge auf zwei Stühlen* eingesetzt werden, wobei einem Kindmodus, inneren Kritiker oder Bewältigungsmodus der gesunde Erwachsene auf einem anderen Stuhl gegenübersitzt, damit der gesunde Erwachsene neue Lösungsmöglichkeiten in das Verhaltensrepertoire einbringen kann. Die Dialoge können in einer eher distanzierenden oder eher konfrontierend-zurückweisenden Form geführt werden. Diesbezüglich gibt es innerhalb der Schematherapie verschiedene Vorlieben. Das eher an der buddhistisch geprägten Haltung der sogenannten „dritten Welle“ der Verhaltenstherapie[21] orientierte Distanzieren und Loslassen der maladaptiven Haltungen bzw. Einstellungen führt über die biologisch angelegte „Sieg-oder-Niederlage“-Kampfhaltung hinaus und fördert das Lernen und damit die Weiterentwicklung des Systems im Sinne einer Komplexitätssteigerung (siehe Kap. 2.1).

Eine solche Formulierung könnte gegenüber den inneren Antreibern sein: *„Ja, ich kann verstehen, dass es euch wichtig ist, dass wir erfolgreich sind, aber ich persönlich muss nicht bei den Besten sein, und mir reicht es, wenn ich überhaupt ins Ziel komme.“* Oder gegenüber einem distanzierten Beschützer: *„Es ist richtig, dass eure Gefühlsabspaltung uns lange Jahre das Überleben gesichert hat, aber jetzt wollen wir mit unseren Gefühlen in Kontakt kommen, weil wir viel größer sind und sie jetzt tolerieren können.“* Und gegenüber einem wütenden Kindmodus: *„Ja, es ist völlig normal, dass du in dieser Situation wütend reagierst, aber ich will dafür sorgen, dass uns deine Wut nicht schadet, sondern dass wir eine konstruktive Lösung finden, die auch langfristig funktioniert.“* Anfangs mag diese strukturiert eingesetzte Satzkonstruktion dem Therapeuten wie dem Patienten etwas aufgesetzt vorkommen. Das distanzierte Loslassen wirkt jedoch nachhaltiger als eine schlichte Gegenrede, denn die Kritikerstimmen oder die alten Verhaltensimpulse neigen dazu, immer wiederzukommen. Die Leser mögen das gerne einmal mit ihren Partnern ausprobieren ... Es soll allerdings nicht unerwähnt bleiben, dass viele Schematherapeuten einen kämpferischeren Umgang mit den inneren Kritikern bevorzugen. Hier gibt es – vielleicht auch abhängig von der Persönlichkeit und den Vorlieben der Therapeuten – etwas unterschiedliche Stile.

Grundsätzlich fällt eine Distanzierung leichter, wenn die Patienten weniger auf die *Inhalte*, auf die *Effekte* der Aussagen bzw. des Verhaltens schauen („funktioneller Kontextualismus“[22]), besonders wenn sie sich durch die Aussagen der Introjekte latent schuldig fühlen und mit den Tätern ambivalent verstrickt sind. Um diese Verstrickung aufzulösen kann es helfen, eher auf die negativen Folgen der Aussagen der Bewerter für die Patienten hinzuweisen, bevor das konkrete Verhalten klar kritisiert und zurückgewiesen wird. Eine in diesem Sinne schärfere Formulierung könnte gegenüber einem inneren Bestrafer sein: *„Ich weiß, dass ihr das früher so gelernt habt und dass harte Strafen angeblich sein müssen, aber das ist eine schlechte Pädagogik und lähmt uns total. Das hat gar nichts gebracht. Ich werde heute nicht mehr akzeptieren, dass ihr das immer noch fordert, und euch daher konsequent zurückweisen. Diese Zeiten sind ein für alle Mal vorbei!“* Oder gegenüber einem Pöbel- und Angreifermodus: *„Ich weiß, dass du mit diesen Strategien früher überlebt hast, aber heute bringt das nur Ärger, und das haben wir gar nicht mehr nötig. Ich will diese Verhaltensweisen nicht mehr haben!“*

An dieser Stelle muss der Therapeut manchmal sehr energisch eingreifen, damit die Patienten das Modell eines gesunden Erwachsenen neu aufbauen können. Die entschlossene und ggf. kompromisslose Klarheit des Therapeuten ist für die Patienten dann sehr entlastend und öffnet gewissermaßen eine innere Tür. Bei diesen Übungen geht es nicht darum, die dysfunktionalen Haltungen der alten Modi zu ändern. Das ist im Grunde nicht möglich, denn die wurden so, wie sie sind, in die Nervenstruktur eingebrannt. Aber die Verstrickungen und Blockaden können aufgelöst und ein innerer *Raum für neue Lösungen* kann geschaffen werden. Die zunächst vom Therapeuten eingebrachten Vorschläge müssen die Patienten in jedem Fall mit ihren eigenen Worten wiederholen, damit sie sich in die neuronale Matrix und damit in das Verhaltensrepertoire einbrennen können. Nur so kann Selbstwirksamkeit aufgebaut werden entsprechend dem chinesischen Sprichwort: „Gib einem Hungernden einen Fisch und du machst ihn satt für einen Tag. Lehre ihn fischen und er wird nie wieder hungern!“

Zu diagnostischen Zwecken können zu Beginn der Therapie auch mehrere Stühle eingesetzt werden (z. B. für *jeden Modus ein eigener Stuhl*), um den Patienten in der äußeren Gegenüberstellung ein Bild seiner verschiedenen Erlebensweisen zu geben und durch Befragen der einzelnen Stühle die Modi besser zu differenzieren. Dieses

Vorgehen ähnelt stark dem Psychodrama. Im weiteren Verlauf kann dann mit den relevanten Modi weitergearbeitet werden, zum Beispiel in der strukturierenden Weise eines Dialoges auf drei Stühlen (Zusammenfassung des Ablaufs siehe Tab. 6)

Schritte der Dialogübung auf drei Stühlen

1. Einen aktuellen Konflikt schildern lassen und den Bewältigungsmodus benennen.
2. Die Stimmen der inneren Kritiker erfragen und soziale Emotionen erkennen.
3. Die Bewertungen von der „Ich"- in die „Du"-Form übersetzen und vom Kritikerstuhl zum Kindstuhl in direkter Rede sprechen lassen.
4. Auf dem Kindstuhl die bewirkten Basisemotionen spüren. Bewältigungsmodi werden benannt und auf den Bewältigungsstuhl herausgesetzt. Der Patient nimmt seine Bedürfnisse auf dem Kindstuhl wahr und spricht sie aus.
5. Wenn das Erleben deutlich genug ist, stehen Patient und Therapeut zusammen auf. Der Patient fühlt seine Emotionen, wenn er auf die Szene auf den Stühlen schaut. Er muss ausreichend gesunde Selbstbehauptungskraft spüren.
6. Der gesunde Erwachsene antwortet in beide Richtungen und entmachtet die Kritiker und versorgt die Kindseite (ggf. Kritikerstuhl wegrücken). Der Patient spürt ein Ermächtigungsgefühl.
7. Der Patient setzt sich mit diesem Gefühl auf den Erwachsenenstuhl und wiederholt die Sätze im Sitzen.
8. Der Patient wechselt auf den Kindmodus-Stuhl, wird gefragt, ob seine Bedürfnisse ausreichend befriedigt sind. Ggf. muss mithilfe des Therapeuten „nachgebessert" werden.
9. Am Ende wird auf dem Stuhl des gesunden Erwachsenen das veränderte Gefühl bis in den Körper hinein wahrgenommen, um den Effekt der Übung zu verdeutlichen (Diskrimination).
10. Regelextraktion und Generalisierungsvorbereitung im Sinne eines Verhaltensexperiments
11. Innere Antworten des gesunden Erwachsenen werden für entsprechende Aktivierungssituationen festgehalten (z. B. durch Audio-Memos) und ggf. in einem Rollenspiel eingeübt.

Tabelle 6: Schritte der Dialogübung auf drei Stühlen

Beim *Dialog auf drei Stühlen* sitzt der Patient zunächst im Bewältigungsmodus. Wie in der Anordnung der Moduslandkarte (von unten aus betrachtet; Abb. 12) stehen dahinter jeweils links und rechts davon ein Stuhl für die Kind- und die Innere-Kritiker-Seite. Wichtig ist, dass die Patienten immer auf dem Stuhl für den Modus sitzen, aus dem heraus sie gerade sprechen. Die Patienten beginnen mit einer Schilderung des Ablaufs der Szene, in der sie emotional aktiviert waren. Wenn in der Therapie spontan ein Konflikt aktualisiert wird, kann man auch direkt in die Übung einsteigen mit der Bemerkung: *„Mir scheint, da ist gerade ein interessanter Konflikt aktiviert. Statt darüber zu reden, lassen Sie uns den doch mal auf die Stühle setzen!"* Meist befinden sich die Patienten in einem der Bewältigungsmodi. Nachdem der Inhalt grob beschrieben ist, wird der Bewältigungsmodus vom Therapeuten markiert und benannt (1). Z.B. *„Gestern habe ich mich wieder furchtbar schuldig gefühlt, nachdem ich meinen Mann so angebrüllt hatte, als er zu spät nach Hause gekommen war. Da musste ich mich dann wieder entschuldigen!"* Der Therapeut reagiert, indem er sagt: *„Gut, das klingt erst mal nach einer Überkompensation und dann wieder nach einer Unterordnung. Mich interessiert, was Ihre Stimme im Kopf dazu gesagt hat."* Zunächst antworten die Patienten aus dem Unterordnungsmodus heraus und sagen z.B. *„Ich darf mich doch nicht so gehen lassen. Das ist doch peinlich!"* Dabei empfinden sie die von den inneren Kritikern ausgelöste soziale Emotion von Schuld oder Scham (2). Um mit diesen weiterzuarbeiten, werden diese Sätze nun auf einen eigenen Stuhl herausgesetzt und dadurch sozusagen wieder „externalisiert". Dazu bitten die Therapeuten die Patienten, sich auf den Kritikerstuhl hinter dem Bewältigungsmodus zu setzen. Die Therapeuten setzen sich direkt neben die Patienten, um die Identifikation mit dem jeweiligen Stuhl zu verstärken. Die Aussagen der inneren Kritiker werden dazu von der „Ich"- in die „Du"-Form übersetzt (3). Aus „Ich bin peinlich, wie kann ich mich nur so gehen lassen" wird: „Du bist peinlich! Wie kannst du dich nur so gehen lassen." Durch diese Umformulierung wird eine Externalisierung dieser Sätze wieder ermöglicht. Dann wird ein Stuhl für den Kindmodus (wie auf der Moduslandkarte in der mittleren Reihe) gegenüber aufgestellt und die Patienten sollen die Kritikersätze jetzt laut zu diesem Stuhl in direkter Rede aussprechen. Dabei fühlen sie sich oft erstaunlich gut, weil sie ja auch noch mit ihnen identifiziert sind. Dann wechseln Patient und Therapeut auf die Kindseite und der Patient wird gefragt: „Was fühlst du, wenn die Kritiker so mit dir sprechen. Was macht das für ein Gefühl im Körper? Mach ruhig die Augen zu, damit du das besser spüren kannst" (4). Ggf. wiederholen die Therapeuten die Kritikersätze noch einmal. Auf dem Kindstuhl werden die Patienten geduzt, damit sie besser in das emotionale Erleben hineinkommen.

Durch das Auseinandersetzen werden die einzelnen Komponenten, die den Bewältigungsmodus hervorbringen, deutlicher. Durch das klare Benennen des Bewältigungsmodus lässt dieser sich leichter vom Kindmodus-Erleben trennen. Sagt ein Patient zum Beispiel auf dem Stuhl des Kindmodus, er fühle sich schuldig, antwortet der Therapeut: *„Das ist ein Unterordnungsmodus! Wie fühlt du dich denn auf dem Kindstuhl?"* Das Schließen der Augen und die Wahrnehmung der Gefühle im Körper erleichtern es den Patienten, mit den Basisemotionen in Kontakt zu kommen. Ggf. können die Therapeuten auch die Basisemotionen anbieten: *„Fühlst du eher Angst oder Traurigkeit? Oder ist da auch etwas Genervtes oder gar Ärger?"* Wenn wieder bewertende Gedanken auftauchen, setzt sich der Patient noch einmal auf die

Kritikerseite (und der Therapeut setzt sich daneben) und spricht die Kritikergedanken laut und in direkter Rede in Du-Form zum Kindstuhl aus: *„Du bist schuld!"* Nach dem erneuten Wechsel auf den Kindstuhl kann der Therapeut fragen: *„Wie fühlst du dich, wenn du an allem schuld sein sollst?"*, und so den Patienten helfen, zu den basalen Emotionen von Ärger, Angst, Traurigkeit oder Genervt-Sein (Ekel) vorzudringen. Wenn die Patienten wieder in die Unterwerfung gehen und sich schuldig fühlen, könnte eine etwas provokante mentalisierungsfördernde Frage für diesen Schritt lauten: *„Aber mit diesen Schuldgefühlen kommt ein Kind ja nicht auf die Welt. Was sind denn die ursprünglichen Gefühle des Kindes in dieser Situation?"*

Bei den Patienten mit unterordnenden oder vermeidenden Bewältigungsmodi wird auf dem Kindstuhl ein verletzbares Kind sitzen, das Angst, Traurigkeit bzw. Hilf- und Hoffnungslosigkeit empfindet. Wenn daneben auch Ärger empfunden wird, sollte aber dennoch nach den Bedürfnissen des verletzbaren Kindmodus gefragt werden, denn dessen Versorgung ist das zentrale Ziel der Schematherapie. Eine entsprechende Formulierung könnte bei der Patientin aus unserem Fallbeispiel sein: *„Mit der wütenden Kindseite sind wir schon gut in Kontakt. Aber was wünscht sich denn das verletzbare Kind?"*. Eventuell müssen dafür vorübergehend zwei Kindstühle angeboten werden, um die innere Differenzierung zu fördern. Der Stuhl für den ärgerlichen Kindmodus wird wieder herausgenommen, wenn der Kontakt zu dem anfangs verdeckten verletzbaren Kindmodus gelungen ist. Mit dem wird dann weitergearbeitet, denn er war bei den bisherigen Bewältigungsversuchen unterrepräsentiert. Das *„Auseinandersetzen"* der zunächst im Patienten ambivalent bzw. sich wechselseitig blockierend auftretenden Gefühle führt dazu, dass der innere Konflikt zwischen Grundbedürfnissen (Kindstuhl) und verinnerlichten Regeln und Erwartungen (Innere-Kritiker-Stuhl) viel deutlicher bewusst wird. Nicht selten verschwimmt die Trennung zwischen inneren Kritikern und Bildern der realen Eltern. In der Regel stört das die Übung nicht, da die inneren Kritiker die Introjekte der realen Eltern und damit „aus demselben Holz geschnitzt" sind. Eventuell müssen Therapeut und Patient entscheiden, ob mehr im Sinne einer rollenspielartigen Abgrenzungsübung mit den realen Eltern gearbeitet werden soll oder an dem inneren Ambivalenzkonflikt. Die lösenden Dialoge sind im Grunde aber die gleichen.

Dann beginnt die Problembewältigung (5). Dazu stehen Patient und Therapeut gemeinsam auf und schauen nebeneinander stehend auf die Stühle herunter. Wie in der Imaginationsübung sollten die Patienten im Stehen in Kontakt mit ihrem „konstruktiven Ärger"[23] kommen, damit sie die Kraft haben, die inneren Kritiker zurückzuweisen und das Kind versorgen zu können. Wie bei dem Dialog auf zwei Stühlen beschrieben, versucht nun der gesunde Erwachsene sich von den Kritikern zu distanzieren bzw. diese zu entmachten (6): *„Es ist richtig, dass sich Kinder in einem gewissen Maße unterordnen müssen, aber wie ihr die Gefühle der Kindseite behandelt, ist* *diktatorisch und völlig überzogen. Das lähmt das Kind total ab. Das bringt gar nichts! Deshalb kann ich das als Erwachsener nicht akzeptieren und werde mich vor das Kind stellen.*" Oder zu dem Kindmodus: *„Ich kann verstehen, dass dich die überzogenen Ansprüche der Antreiber resignieren lassen, aber ich möchte, dass du mir vertraust und einmal versuchst, wenigstens einen Teil der gestellten Aufgaben zu bewältigen. Ich werde darauf achten, dass du nicht überfordert oder entwertet wirst.*" Ggf. unterstützt der Therapeut den Patienten bis hin zum Soufflieren von Vorschlägen. Die Patienten müssen die *Vorschläge* aber zu ihren eigenen machen, indem sie sie mit ihren Worten *aktiv wiederholen* und so umformulieren, dass sie für sie stimmig sind.

Haben die Patienten eine angemessene Lösung gefunden, setzen sie sich auf den neu hingestellten Stuhl für den gesunden Erwachsenenmodus und sagen von dort aus die gefundenen Sätze noch einmal zum Kritiker- und Kindstuhl (7). Dies fällt in der Regel deutlich schwerer als im Stehen. Ggf. kann der Kritikerstuhl auch weggedreht oder sogar vor die Tür gestellt werden.

Dabei ist zu berücksichtigen, dass die Patienten auch nach Ende der Sitzung, wenn sie wieder allein sind, die Ausgrenzung innerlich durchhalten können und es nicht zu Gegenreaktionen der Inneren Kritiker und zum Beispiel zu nachfolgenden Selbstverletzungen kommt. Um dieser Gefahr entgegenzuarbeiten, werden die vorgeschlagenen Lösungen des Erwachsenenmodus auf dem Kindstuhl geprüft, ob die Patienten sich ausreichend sicher und versorgt fühlen und mit diesem Ergebnis aus der Stunde gehen können (8). Ggf. muss noch „nachverhandelt" und die Position des Erwachsenenmodus weiter gestärkt werden. Die Kritiker müssen den Lösungen nicht unbedingt zustimmen. Das wäre zu viel verlangt angesichts der Tatsache, dass sie nun mal so geformt sind, wie sie sind. Es reicht, wenn sie so weit geschwächt sind, dass sich die Patienten zutrauen, den Vorschlag des gesunden Erwachsenen im Sinne eines *Verhaltensexperimentes* auszuprobieren. Wenn die Tragfähigkeit der Lösungen in der Sitzung sorgfältig abgeprüft wird, ist die Gefahr von emotionalen Krisen nach der Sitzung deutlich geringer. Letztlich entscheiden sowieso die Verhaltesexperimente, ob die Lösungen tragen (siehe Kap. 6.4.3).

Am Ende setzen sich die Patienten wieder auf den Stuhl des gesunden Erwachsenen und prüfen ihr inneres Gefühl (9). Typischerweise fühlen sie sich jetzt deutlich kräftiger und zuversichtlicher. Dies sollte auch als Körpergefühl bewusst gemacht und verankert werden. Die Aussagen bzw. *Lösungsvorschläge* des gesunden Erwachsenen können im Alltag als *Vorlage für Selbstinstruktionen* dienen (10) und beispielsweise auf den Sprachspeicher eines Smartphones aufgenommen werden. Konkrete Lösungsvorschläge können in Rollenspielen (11) weiter eingeübt werden, um den Transfer der Therapieerfolge in den Alltag vorzubereiten. Im weiteren Verlauf werden konkrete Verhaltensexperimente vereinbart.

6.3 Kognitive Elemente

6.3.1 Schema-Memo

In Modifikation der aus der kognitiven Therapie bekannten Spaltentechnik hat Jeffrey Young ein Arbeitsblatt entwickelt, in dem in vier Schritten eine kognitive Korrektur vorbereitet wird, das sogenannte „Schema-Memo“ (engl. flash card, siehe Abb. 14). Zunächst werden (1) der Affekt und die Auslösekonstellation der *aktuellen Szene* beschrieben, im zweiten Schritt (2) der Bezug zum biografisch angelegten *Schema-Hintergrund* erarbeitet, dann eine (3) *kognitive Korrektur* eingeführt und zuletzt eine (4) neue *Handlungsanweisung* formuliert. Die eingedruckten Satzanfänge erleichtern dem Patienten, das Memo möglichst selbst auszufüllen. Der Therapeut kann Vorschläge machen, die Patienten sollen jedoch mit eigenen Worten ihr Schema-Memo ausfüllen und auch mit nach Hause nehmen. Sie können es sich zwischen den Sitzungen anschauen und ggf. in neuen emotionalen Aktivierungssituationen versuchen, selbst ein Schema-Memo auszufüllen, das dann in der nächsten Stunde besprochen und eventuell optimiert wird.

Die Patienten kommen so mehr und mehr in eine *aktive Arbeits- und Bewältigungshaltung*. Durch das Schema-Memo werden die Erlebnisse einer Imagination oder einer Konfliktbearbeitung innerhalb der Therapie zwischen Patient und Therapeut kognitiv verankert. Wenn später in Alltagssituationen Entscheidungen getroffen werden müssen, kann so top-down auf die neuen Regeln zugegriffen werden. Die Verhaltensanweisungen im letzten Teil können anschließend als Selbstinstruktion im Alltag eingesetzt werden. In Kliniken (oder auch ambulant) lassen sich Schema-Memos auch gut in Gruppen durchführen, wobei sich die Patienten wechselseitig unterstützen. Für andere Menschen stehen die Lösungsressourcen sehr wohl zur Verfügung, nur für sich selbst können sie durch die seelischen Blockaden nicht eingesetzt werden. Hier ein Schema-Memo von Susanne:

Das Schema-Memo

1. **Benennen des aktualisierten Gefühls**
Im Augenblick fühle ich (Emotion) *ohnmächtige Wut* ..., weil (Auslösesituation / Trigger) *mein Mann mich schon wieder einmal warten lässt, ohne Bescheid zu sagen.*

2. **Erkennen des aktivierten Schemas / Modus und der Bewältigung**
Ich weiß, dass das wahrscheinlich mein (Schema / Modus) *Im-Stich-Gelassen / das wütende Kind* ... ist, das / den ich durch (Auslösesituation) *das wiederholte Warten im Hort als Kind* ... erlernt habe. Diese Aktivierung löst bei mir (Bewältigungsmechanismus) *eine aggressive Überkompensation* ... aus.

3. **Anerkennen der Dysfunktionalität / Realitätsprüfung**
Obwohl ich glaube (dysfunktionaler Gedanke), *dass mein Mann mich nicht liebt und mich bewusst hängen lässt, weil ich unwichtig bin* ..., ist die Realität, dass (erwachsene Sichtweise) *er in der jetzigen Wirtschaftslage kaum die Überstunden ablehnen kann* ...
Beweise (möglichst konkret): *Er hat mir ein entsprechendes Schreiben des Chefs gezeigt* ...

4. **Trennen vom alten und Einbrennen des neuen Verhaltensimpulses**
Obwohl ich bisher immer (maladaptive Bewältigungsmodi) *mit wütenden Angriffen reagiert habe* ..., könnte ich stattdessen (funktionales Verhalten) *ihn bitten, dass er mir rechtzeitig Bescheid sagt, damit ich mir keine Sorgen mache und mit der Wartezeit etwas Vernünftiges anfangen kann* ...

Abbildung 14: Das Schema-Memo (Eintragungen der Patientin *kursiv*)

6.3.2 Innere Selbstinstruktionen (BEATE-Schritte)

Das zentrale Therapieziel der Schematherapie ist, dass die Patienten am Modell des Therapeuten den Modus des gesunden Erwachsenen aufbauen. Er soll Problemaktualisierungssituationen analysieren, sich selbst modifizierende Verhaltensanweisungen geben und diese dann konsequent umsetzen. Metaphorisch könnte man den Erwachsenenmodus als Kutscher bezeichnen, vor dessen Wagen die Modi als Pferde gespannt sind, die er zügeln und lenken lernen muss. Die Zügel sind die inneren Dialoge bzw. Selbstinstruktionen, mit denen der Kutscher versucht, Einfluss auf die Modi zu nehmen. So wie gute Eltern ihre Kinder beruhigen, lernt der gesunde Erwachsene, die emotionalen Aktivierungen der Kindmodi zu führen. Wenn Patienten selbst Kinder haben, ist es relativ leicht, die für die äußeren Kinder vorhandene Ressource auf die inneren Kindmodi zu übertragen, was die Therapie deutlich verkürzen kann. Aber auch Patienten, die selbst keine Kinder haben, haben Modelle für positives Elternverhalten, an denen sie sich orientieren können, so wie sich der Therapeut selbst im Umgang mit den Patienten auch an diesen Modellen orientiert.

Um den komplexen Prozess des Schema-Memos in eine im Alltag rasch und zuverlässig verfügbare Form zu bringen, hat der Autor die Schritte des Schema-Memos zu dem Akronym ***BEATE*** zusammengefasst, das sich aus den Anfangsbuchstaben der einzelnen Schritte zusammensetzt:

- *Benennen:* Die aktualisierten Gefühle (Kindmodus) oder inneren Anweisungen (Kritiker) bzw. der Impuls zum Bewältigungsmodus werden markiert und benannt, bevor eine Handlung gestartet wird.
- *Erkennen:* Die Patienten vergegenwärtigen sich, dass es sich um alte, früher angelegte Modi handelt, bzw. erkennen die dahinter liegenden Schemata (Prinzip der alten Schubladen).
- *Anerkennen:* Die Patienten akzeptieren, dass sie zunächst so sind, wie sie sind, und selbst die Verantwortung haben, die Situation positiv zu beeinflussen, um aus der Fixierung bzw. Opferrolle herauszukommen. Dann wird mit Blick auf die Grundbedürfnisse und langfristigen Ziele versucht, eine bewusste Wahl aus der Position des gesunden Erwachsenen zu treffen, was sie nun tun wollen.
- *Trennen:* Der spontane Handlungsimpuls wird losgelassen und „durchgewunken“ (auch wenn es schwerfällt).
- *Einbrennen:* Die neu gewählte Handlung wird ganz bewusst auch gegen eventuelle innere Widerstände durchgeführt, notfalls als Experiment.

Das Akronym BEATE (lateinisch: die Glückliche) soll helfen, dass sich die Patienten die fünf Schritte besser merken können. Zur zusätzlichen Verankerung können in Aktualisierungssituationen die fünf Schritte auch an den fünf Fingern einer Hand abgezählt werden.

6.4 Verhaltensverändernde Elemente

6.4.1 *Rollenspiele*

Das in der Therapie neu aufgebaute Verhalten ist zunächst noch instabil. Daher müssen die neuen Lösungsansätze systematisch geübt und immer wieder angewendet werden, so wie es auch in der konventionellen Verhaltenstherapie praktiziert wird. Im ersten Schritt können Rollenspiele helfen. Bereits in den Imaginationen oder bei den Dialogen auf Stühlen üben die Patienten, in *direkter Rede* ihren Bedürfnissen Ausdruck zu verleihen. Im Rollenspiel wird das am Therapeuten stellvertretend für ihre Sozialpartner geübt. Defizite in der Verbalisierungsfähigkeit der Patienten können erkannt und beseitigt, immer wieder auftauchende Bewältigungsmodi korrigiert werden. Auch Therapeuten kostet es eine gewisse Überwindung, Rollenspiele zu beginnen, aber die Therapieeffekte sind deutlich größer, als wenn nur „darüber geredet“ wird. Das Üben in der Therapie reduziert zudem die Schwelle, auch außerhalb der Therapie das Verhalten einzusetzen. Nach dem Rollenspiel kann das Gefühl vorher mit dem Gefühl nachher verglichen werden im Sinne eines Verhaltensexperiments. Dadurch wird der Sinn für die Unterschiede zwischen kurzfristigen und langfristigen *Konsequenzen* geschärft.

6.4.2 *Hausaufgaben*

Damit sich im Lebensalltag die in der Therapie neu aufgebauten gegen die gewohnheitsmäßig eingebrannten alten Verhaltensmuster durchsetzen können, muss auf neuronaler Ebene die Übertragungsstärke der neuen Bahnungen im synaptischen Spalt stärker sein als die der alten. D. h., es müssen mehr Transmitter (Überträgerstoffe) in den neuen Bahnen wirken als in den alten. Der vermutlich orbitofrontal (im tiefen Stirnhirn) gelegene sogenannte „Konfliktmonitor“, der zwischen den verschiedenen konkurrierenden Handlungsoptionen aufgrund der Übertragungsstärken entscheidet, welches Verhalten sich durchsetzt, reagiert nicht auf „gute Absichten“, sondern nur aufgrund der neuronalen Bahnungsprozesse. Daher müssen die Patienten lernen, im Moment der emotionalen Aktivierung das „Richtige“ zu tun. Das kann nur begrenzt im „Trockendock der Therapiestunde“ vorbereitet werden. Letztlich kommt es auf die Überstiegsfähigkeit im Sinne des Gangwechsel-Bildes aus Kap. 3.1 im Alltag und unter emotionalem Stress an. An dieser Stelle greift die Schematherapie konsequent auf die in der Verhaltenstherapie bewährten Hausaufgaben zurück.

Im ersten Schritt ist (unabhängig vom Erfolg) wichtig, dass sich die Patienten überhaupt bemühen, Veränderungen herbeizuführen. Um die Schwelle, ins Handeln zu kommen, herabzusetzen, können *Verhaltensexperimente* verabredet werden, deren Ausgang durchaus offen bleiben darf. Das heißt, die Patienten müssen keinen Erfolg erzielen, aber zumindest den Versuch wagen, damit dieser in der nächsten Therapiestunde systematisch analysiert werden kann. Durch diese Analyse ergeben sich schnell Ansatzpunkte für Verbesserungen. Wie bei einem wissenschaftlichen Experiment wird vorher vereinbart, was versucht werden soll. Die Patienten beschreiben ihr Erleben *vor* und *nach* dem Verhaltensexperiment und die erzielten kurzfristigen und langfristigen *Effekte*. Diese Experimente werden wiederum in der nächsten Stunde zum gemeinsamen Gegenstand der Betrachtung im Sinne des Joint Referencing (siehe Kap. 5.1). Machten die Patienten möglicherweise früher Erfahrungen von Entwertung oder Beschämung, wenn sie Aufgaben nicht erfüllen konnten, erleben sie jetzt zusammen mit dem Therapeuten eine sachlich-analytische bzw. erwachsene *Arbeitshaltung*. Hier findet wieder eine entscheidende emotionale Lernerfahrung statt.

Da längerfristig nur Erfolgserlebnisse das neue Verhalten stabilisieren, sollte der Therapeut darauf achten, dass die Experimente eine realistische Chance haben, erfolgreich auszugehen. Bildlich gesprochen: Die Therapeuten legen die Latte so tief, dass die Patienten gar nicht anders können, als darüberzusteigen. Das heißt, die Schritte müssen so klein gewählt werden, dass Erfolge deutlich wahrscheinlicher sind als Misserfolge. Erst nach und nach werden die Anforderungen gesteigert und an die wachsende Leistungsfähigkeit der Patienten angepasst. Auch hier balanciert der Therapeut, wie bereits in Kapitel 5.2 beschrieben, zwischen einer unterstützenden und einer fordernden Haltung, so wie es auch Trainer beim Sport, Musik- oder Fahrlehrer machen. Andererseits dürfen Schematherapeuten aktiv ihre Meinung einbringen und z.B. eine dysfunktionale Beziehung ansprechen, in der ein abhängiger Patient festhängt, und konkrete Lösungsvorschläge machen. Ähnlich wie bei der Motivierenden Gesprächsführung von Miller und Rollnick[24] lässt der Therapeut die Verantwortung für die Entscheidungen ausdrücklich bei den Patienten, denn die müssen auch mit den Konsequenzen leben. So kann direktives mit nicht-konfrontativem Therapeutenverhalten ausbalanciert werden.

6.4.3 Tagebuch

Spätestens in der Mitte der Therapie, wenn eine tragfähige therapeutische Beziehung aufgebaut, durch erlebnisaktivierende Verfahren die kognitive Fallkonzeption mit Erleben gefüllt ist und die Patienten gelernt haben, Alltagssituationen und Fallkonzeption aufeinander zu beziehen, sollte eine Form des Tagebuchs als Brücke zum

Aufbau eines *„inneren Therapeuten"* in die Therapiearbeit einbezogen werden. Aufgrund früherer negativer Erfahrungen mit „Hausaufgaben" in der Schule und auch, weil es zumindest am Anfang einfach anstrengend ist, stellt dies eine große Hürde in der Therapiearbeit dar. Es ist aber äußerst wichtig, dass die Patienten im Alltag die volle Verantwortung für ihr Verhalten im Sinne des gesunden Erwachsenen übernehmen. So wie schon bei den erlebnisaktivierenden Verfahren die Bereitschaft der Patienten, sich eigenverantwortlich emotional zu stabilisieren, einen wichtigen Beitrag (commitment) für die Therapiearbeit darstellte, bereitet auch jetzt das Führen eines Tagebuchs die Ablösungs- und Verselbstständigungsphase in der Therapie vor.

Die Eintragungen im Tagebuch bieten gute Anhaltspunkte, um die Selbstregulationsfähigkeit des Patienten im Alltag zu überprüfen. Es wird wiederum zu einem Dritten in der Therapie, anhand dessen die kurz- und langfristigen *Konsequenzen des Verhaltens* ganz sachlich analysiert werden können, ohne dass die Patienten sich dadurch entwertet fühlen.

Wenn zum Beispiel ein Patient nach einem Wochenende enttäuscht und vorwurfsvoll in die Therapiestunde kommt und klagt, dass alles genauso schlimm sei wie am Anfang (oder sogar noch schlimmer!), kann der Therapeut ganz ruhig den Patienten bitten, die Tagebuchnotizen vorzulesen. Vermutlich wird der Patient gar kein Tagebuch geführt oder nur sehr spärliche Eintragungen gemacht haben, was dann Ausgangspunkt einer sachlichen Analyse seiner Aktivitätenplanung sein kann. Das Argument des Patienten, dass er einfach mal das tun wollte, wozu er Lust hat (das bedeutet, dem Inneren-Kindmodus relativ viel Raum zu lassen), führt dann ganz sachlich betrachtet zu dem Ergebnis, dass das Aktivitätsniveau sehr niedrig und entsprechend keine Erfolgserlebnisse zu verzeichnen waren. Daraus kann als *Lernerfahrung* die *Verhaltensregel* gezogen werden: „Es gibt nichts Gutes, außer man tut es." Oder etwas pointierter: „Sich regen bringt Segen." Die sachliche Betrachtung lässt diese Lernerfahrung aber nicht als Vorwurf, sondern als ganz rationale Verhaltenskonsequenz entstehen. So wird der Patient aus einem möglichen Beschützermodus in den Modus des gesunden Erwachsenen gelockt und die Wahrscheinlichkeit steigt, dass er die Lernerfahrung auch wirklich verinnerlicht.

Umgekehrt kann bei einem Patienten, dessen Tagesplan mit lauter Pflichten „vollgestopft" ist, ganz nüchtern gefragt werden, bei welcher der eingetragenen Aktivitäten der Kindmodus des Patienten beteiligt war. Etwas betreten wird der Patient erkennen, dass für den Kindmodus keinerlei Aktivitäten berücksichtigt waren. Wenn auch dies ganz sachlich, nicht konfrontativ erarbeitet wird, ist es nachfolgend leichter, zumindest *eine* positive Aktivität für den Kindmodus im Tagesplan systematisch vorzusehen. So ergeben sich aus der Betrachtung der Tagespläne ganz konkrete Verhaltensexperimente für die nächste Woche.

Im Prinzip ähnelt dieses Vorgehen den sogenannten PDCA-Zyklen in der Qualitätssicherung. PDCA steht für „Plan-Do-Check-Act“, also einem Wechsel zwischen Handlungs- und Reflexionsebene als kontinuierlicher Verbesserungsprozess. Auch hier wird ein bewährtes Prinzip in die Schema- bzw. Verhaltenstherapie übertragen. Wichtig ist, dass die Patienten den Blick schärfen für den Unterschied zwischen kurzfristigen, kindmodus-orientierten Verhaltensweisen und den positiven langfristigen Konsequenzen, die der Modus des gesunden Erwachsenen in Abschwächung der überzogenen Regeln der inneren Kritiker vorschlägt (siehe 6.2.2). Wenn sich bei der Tagebuchanalyse zeigt, dass der Erwachsenenmodus diesbezüglich noch Unterstützung braucht, können entsprechende Imaginations- oder Dialogübungen auf Stühlen nachgeholt werden.

Um die Schwelle zum Einstieg in die Arbeit mit einem Tagebuch an die Motivation und die Fähigkeiten der Patienten anzupassen, kann aus einer Vielzahl von *Tagebuchvarianten* ausgewählt werden, von denen die einfachste Form ein *Smiley* am Ende des Tages in einem kleinen Taschenkalender sein kann. Dies kostet praktisch keine Zeit! Allein die Tatsache, dass die Patienten jeden Abend für einen Moment in eine selbstreflexive Haltung wechseln und auf den zurückliegenden Tag schauen, stärkt den Erwachsenenmodus. Zudem lässt das Wissen, abends etwas in ein Tagebuch zu schreiben, die Patienten bereits tagsüber achtsamer auf ihre Befindlichkeiten und ihr Verhalten schauen. Das Hauptproblem besteht darin, die Patienten dazu zu bewegen, diesen Schritt der Eigenverantwortung wirklich zu gehen. Ist diese Schwelle überschritten, sind sie auch willens und imstande, etwas komplexere Tagebuchformen auszuführen.

Der nächste Schritt könnte zum Beispiel sein, dass die Patienten mit einem einzigen Satz eine *positive Lernerfahrung* des Tages festhalten (dass sie es zum Beispiel geschafft haben, endlich den Antrag beim Arbeitsamt zu holen oder die Steuererklärung abzugeben). Jeffrey Young schlägt ein *Schematagebuch* vor, in dem (ähnlich wie bei den BEATE-Schritten aus Kapitel 6.3.2) ein Selbstregulationsbeispiel aufgeschrieben wird mit:

1. Auslösesituation,
2. aktivierten Emotionen,
3. dahinter liegenden Schemata,
4. aktivierten Bewältigungsreaktionen und
5. Verhalten im Sinne des Erwachsenenmodus. Dies kann noch ergänzt werden durch einen Blick auf die tatsächlichen
6. Ergebnisse des eingesetzten Verhaltens und die
7. Lernerfahrung, die daraus gezogen werden kann.

Führen die Patienten tatsächlich einigermaßen regelmäßig ein Tagebuch dieser Art, treten rasch Verhaltensänderungen im Alltag ein.

Es geht gar nicht darum, dass das Tagebuch jeden Tag geführt werden muss; das hält kaum ein Mensch durch. Aber wenn die Patienten merken, dass es ihnen hilft, Tagebuch zu schreiben, können sie später immer wieder darauf zurückgreifen. Anfangs genügt es durchaus, wenn der Therapeut mit den Patienten vereinbart, es für eine Woche wirklich zu versuchen. Häufig muss das allerdings massiv eingefordert werden. Wenn die Patienten den positiven Effekt erleben, steigt die Motivation, in der Veränderungsphase zumindest lückenhaft mit einem Tagebuch zu arbeiten.

Die komplexeste Form eines Tagebuchs besteht darin, jeden Tag einen *Tagesplan* auszufüllen (siehe Abb. 15), der Aktivitätenplanung (linke Spalte) und Verhaltensmodifikation (zweite bis fünfte Spalte) miteinander verbindet. Die Planungsspalte sollte in jedem Fall ausgefüllt werden, die übrigen Spalten nur dann, wenn in der zweiten Spalte (Beobachtung) Störungen bzw. Abweichungen vom geplanten Verhalten auftreten und dadurch die bewusste Selbstregulationsfähigkeit des Patienten gefragt ist. Besonders bei einer stationären Behandlung empfiehlt es sich, diesen oder ähnliche Tagespläne systematisch einzusetzen. Sie können gemeinsam mit anderen Patienten besprochen werden, so wie es auch in der Dialektisch-Behavioralen Therapie praktiziert wird. Dies kann das Verständnis der Patienten füreinander und das Modelllernen fördern. Hier ein Tagesplan von Susanne:

TAGESPLAN vom 27.10.2017

Bedürfnisbilanz:
Bindung: –
Kontrolle: (+)
Selbstwert: –
Lustfreude –

Fazit des Tages: *Ich fühle mich immer wieder als Opfer. Daran muss ich in der Therapie arbeiten. So geht es nicht weiter!!!!*

Zeit	geplante Aktivität	Beobachtung	tatsächliche Aktivitäten	Effekt	Lernerfahrung
6.00 Uhr	*Aufstehen und frühstücken*	*Ging gut, hat lecker geschmeckt.*			
9.00 Uhr	*Eine Stunde Joggen*	*Es regnet und ich habe keine Lust, im Regen zu joggen!*	*Ich habe stattdessen meine Gymnastik in der Wohnung gemacht.*	*Bin zufrieden, dass ich nicht dem undisziplinierten Kind nachgegeben habe!*	*Es lohnt sich, den Anfangswiderstand zu überwinden.*
12.00 Uhr	*Zum Mittagessen mit Simone verabredet*	*Simone verspätet sich etwas. Ich merke, wie ich unruhig werde.*	*Ich lenke mich mit dem Lesen der Speisekarte ab und beobachte die Leute drum herum.*	*Die Ablenkung klappt und ich bin wieder locker, als Simone kommt.*	*Ich kann etwas gegen meine Anspannung tun.*
15.00 Uhr	*Einkaufen, bügeln, aufräumen*	*Klappt gut, keine Probleme*			
18.00 Uhr	*Kochen, damit um 20.00 das Abendessen mit Peter fertig ist*	*Kochen war völlig o. k. Peter kam wieder zu spät und ich war stocksauer.*	*Ich habe mich innerlich reingesteigert und eine Riesenszene gemacht. Er war sehr traurig.*	*Ich habe mich total mies gefühlt, voller Scham und Schuldgefühle.*	*Ich muss etwas gegen diese unheimliche Wut tun, sonst geht die Ehe noch kaputt!*
21.00 Uhr	*Gemeinsamer Abend mit Fernsehen*	*Der Abend war futsch. Habe mich mies gefühlt.*	*Habe Peter „verführt“, obwohl ich keine Lust hatte, um meine Schuldgefühle zu mindern.*	*Habe mich mies gefühlt, fast wie eine Nutte.*	*Diese Wippe von Wut und Schuld geht mir auf den Zeiger. Das ist würdelos!*

Abbildung 15: Tagesplan von Susanne

7. Der Therapieprozess

Das zentrale Ziel des Schematherapieprozesses ist, automatisiertes Verhalten durch kontrolliertes Verhalten zu ersetzen, das danach wieder automatisieren kann, so wie es Frederick Kanfer für den Selbstmanagementansatz formuliert hat[8]. Im Modell der Schematherapie heißt das: verhaltenssteuernde Schemata zu identifizieren, sich von den automatisiert eingesetzten Bewältigungsreaktionen zu trennen und neue Lösungsschemata aufzubauen. Im Modusmodell soll der gesunde Erwachsene als selbstreflexive Instanz die durch Schemaaktivierungen hervorgerufenen, spontan auftretenden Modi regulieren und ggf. neues funktionales Verhalten aufbauen. Der Aufbau dieser neuen, *parallelen Handlungsregulation* ruht bildlich gesprochen auf *drei Beinen*. Auf:

1. der *achtsamen Wahrnehmung* der aktuell aktivierten Prozesse,
2. dem konsequenten Einsatz von *inneren Dialogen* bzw. Selbstinstruktionen, um die Aktivierung umzulenken,
3. und dem systematischen Aufbau einer langfristig orientierten Handlungsregulation durch das *Tagebuch*.

Achtsamkeit bedeutet in diesem Kontext, sich nicht wertend von seinen Wünschen und Vorstellungen über sich selbst zu lösen und in „Echtzeit" wahrzunehmen, was einen gerade bewegen möchte. Eine achtsame Haltung bewirkt bereits eine gewisse innere Distanzierung vom eigenen Erleben bzw. eine Disidentifikation, wie es Teasdale nennt[25]. Etwas pragmatischer drückte es eine Patientin aus: „Ich habe gelernt zu merken, wenn mir der Kamm schwillt!" Dadurch wird die parallele Handlungsregulation gestärkt. Im Gangwechsel-Bild (Kap. 3.1) ist durch das Herausnehmen des Gangs bzw. das Entkoppeln von innerer Aktivierung und automatisierter Handlung der Weg frei für neue Lösungen. Die innere Selbstbeschreibung im Sinne der Mentalisierung fördert das Erleben, dass sich die Patienten jenseits der Emotion in der kognitiv-sprachlichen Selbstbeschreibung einen inneren Halt aufbauen können. Auch im Alltag setzen Menschen Selbstgespräche zur Emotionsregulation ein, wenn sie zum Beispiel ihren Schlüssel suchen und beruhigend mit sich selbst sprechen: „Der Schlüssel muss doch irgendwo sein, ich hab den doch gerade noch in der Hand gehabt, das Haus verliert doch nichts." Der letzte Teil, „das Haus verliert nichts", ist bereits der Einsatz einer lösungsorientierten Regel im Sinne des Erwachsenenmodus. Ein Verhaltensmodell sind Gespräche, die Erwachsene mit aufgeregten Kindern führen, um diese zu beruhigen.

Ein weiteres wichtiges Element, um die innere Anspannung zu reduzieren, ist, nicht an alten Vorstellungen festzuhalten, sondern das Gegebene zunächst bedingungslos als nun einmal gegeben zu akzeptieren. Im Buddhismus wird das als *„radikale Akzeptanz“* bzw. als Prinzip des „Loslassens“ beschrieben. Besonders bei Patienten mit sehr starken emotionalen Verwundungen (z. B. mit Borderline-Störungen oder Missbrauchserfahrungen) sind manche Schemata so tief eingeprägt, dass sie im Leben immer wieder aktiviert werden können. Dies muss akzeptiert werden, da es nicht wirklich verändert werden kann. Das Festhalten an unrealistischen (vermeidungsorientierten) Therapiezielen treibt hingegen die Patienten immer wieder in neue Enttäuschungen und hält die unberechtigte Erwartung aufrecht, dass irgendein „Wundertherapeut“ das Problem doch noch beseitigen könne. Daneben bleibt es allen Menschen mit zunehmendem Alter nicht erspart, gewisse Einschränkungen und Rückschläge zu akzeptieren. Eine gute Balance zwischen *Veränderungs- und Akzeptanzorientierung* in der Therapie ist daher ein wichtiger Schlüssel zu einer nachhaltigen Spannungsreduktion.

Im *ersten Drittel* der Therapie dominieren der Beziehungsaufbau und die aktiv unterstützende Arbeit des Therapeuten beim Aufbau der Fallkonzeption und die Verbindung von Erleben und Modell durch die erlebnisaktivierenden Verfahren. Hier können schon früh (d. h. nach den ersten Stunden der Psychoedukation und des Beziehungsaufbaus) erlebnisaktivierende Techniken eingesetzt werden.

Im *mittleren Drittel* der Therapie sollen die Patienten zunehmend die für den Selbstveränderungsprozess wichtigen Elemente einsetzen, wie eine gewisse Achtsamkeitshaltung, Analyse der Aktivierungssituationen mittels Schema-Memo, Emotions- und Verhaltensregulation durch die BEATE-Schritte und den Aufbau positiver Aktivitäten. Es ist wichtig, dass die Therapeuten nicht versäumen, rechtzeitig den Übergang von der Diagnostik- und Klärungsphase zur Veränderungsphase einzuleiten, indem sie den Prozess weniger selbst gestalten, sondern mit Anregungen die Patienten fordern und empathisch konfrontieren.

Im *letzten Drittel* der Therapie nimmt sich der Therapeut zunehmend zurück, nimmt eine eher spiegelnde und fragende Haltung ein und analysiert mit dem Patienten kritische Alltagssituationen. Gegebenenfalls kann kurz in emotionsaktivierende Techniken gewechselt werden, um dem Patienten den Bezug zwischen emotionalen Aktivierungen im Lebensalltag und dem Therapiemodell zu vergegenwärtigen. In dieser Phase sind *vierzehntägige Abstände* zwischen den Sitzungen sinnvoll, da die entscheidende Arbeit nunmehr zwischen den Terminen stattfindet und die Patienten den Therapeuten „verinnerlicht“ (bzw. internalisiert) haben. In diesem Sinne ist der Therapeut weiter im Patienten anwesend, auch wenn die Therapie zu Ende geht. Manche Patienten beschreiben das sehr deutlich, indem sie sagen: „Und dann habe ich mir überlegt, was Sie mir in dieser Situation raten würden, und das habe ich dann auch gemacht.“ Dieses Erlebnis erleichtert es dem Patienten, den Therapeuten loszulassen und aktiv an der *Therapiebeendigung* mitzuarbeiten. Es kann durchaus sinnvoll sein, über mehrere Monate Sitzungen im Abstand von drei bis vier Wochen durchzuführen, damit die Patienten wirklich die Gewissheit haben, selbst klarzukommen, aber im Notfall auf den Therapeuten zurückgreifen können.

Ursprünglich wurde die Schematherapie von Jeffrey Young als Langzeittherapie konzipiert und in einer ersten großen randomisierten Studie (siehe Kapitel 8) auch so erfolgreich evaluiert. In einer naturalistischen Studie mit Borderline-Patienten konnten aber auch bei nur einer wöchentlichen Sitzung im ersten und monatlichen Sitzungen im zweiten Jahr ähnlich gute Effekte erzielt werden[26]. Dieses Behandlungssetting ist auch innerhalb der von der Krankenversicherung in Deutschland ermöglichten Behandlungskontingente durchführbar. Die Schematherapie ist im Rahmen der Antragsstellung für das Gutachterverfahren zur Behandlung von Persönlichkeitsstörungsanteilen in Ergänzung zu einer symptombezogenen Verhaltensanalyse und Therapieplanung anerkannt.

8. Forschungsergebnisse

Die Anerkennung einer neuen Methode in wissenschaftlichen Kreisen hängt in erster Linie von der Bestätigung durch möglichst hochwertige, d. h. idealerweise sogenannte randomisierte und kontrollierte Studien (RCT) ab. Gute Konzepte gibt es viele und die klassische Frage lautet: „What is your data base?" Erfreulicherweise konnten in den letzten Jahren ein paar Studien mit zufälliger Zuweisung und mit einer Vergleichsgruppe (Randomised Controlled Trials; RCT) abgeschlossen werden.

Bei der ersten Studie wurden in den Niederlanden unter der Leitung von Arnoud Arntz 86 Borderline-Patienten multizentrisch ambulant mit zwei wöchentlichen Sitzungen über bis zu drei Jahren mit Schematherapie (ST) oder der Übertragungsfokussierten Therapie (TFP) nach Kernberg behandelt[27]. In der ST-Gruppe waren sowohl die Behandlungsabbrüche (7 % gegenüber 31 % in der TFP-Gruppe im ersten, 27 % gegenüber 50 % in der TFP-Gruppe bis zum dritten Jahr) niedriger als auch die Behandlungsergebnisse besser. In einer Nachuntersuchung ein Jahr nach Behandlungsende blieben die Effekte erhalten. In einer Metaanalyse, die die Abbruchquoten bei verschiedenen Therapieformen von Borderline-Behandlungen verglich[28], war die mittlere Abbruchrate bei der Schematherapie mit 10,1 % deutlich niedriger als im Mittel der Dialektisch-Behavioralen Therapien (DBT; 23,0 %), der Mentalisierungsbasierten Therapien (MBT; 24,8 %) und der Übertragungsfokussierten Therapien (34,9 %).

Aber auch eine spezielle Gruppen-Schematherapie war in einer RCT-Studie[29] mit allerdings nur 32 Patientinnen mit einer z. T. sehr schweren Borderline-Störung der Standardbehandlung deutlich überlegen. Dabei nahmen die 16 Teilnehmerinnen der ST-Gruppe über acht Monate einmal in der Woche an einer zusätzlichen 90-minütigen Schematherapiegruppe teil. Sonst erhielten sie die gleiche Basisbehandlung wie die normal behandelten 16 Teilnehmerinnen, die als Kontrollgruppe (TAU) dienten.

In einem weiteren RCT der Arbeitsgruppe um Arnoud Arntz[30] wurden in den Niederlanden 323 Patienten mit sechs Persönlichkeitsstörungen (überwiegend vermeidende, abhängige, zwanghafte, aber auch einige histrionische, narzisstische und paranoide) mit 50 Sitzungen Schematherapie über zwei Jahre mit klärungsorientierter Therapie nach Sachse[12] oder einem Treatment as usual (TAU) behandelt. Ein Jahr nach Therapieende waren die Ergebnisse und die Effektstärken in der ST-Gruppe am besten. Auch in einem RCT in der Forensik in den Niederlanden[31] weisen erste Ergebnisse darauf hin, dass mit ST behandelte Patienten mit überwiegend antisozialer, Borderline- und narzisstischer Persönlichkeitsstörung und hohen Psychopathiewerten bessere Ergebnisse zeigen und schneller in den Freigang entlassen werden können als in der TAU-Gruppe. Die endgültigen Ergebnisse werden gerade publiziert.

Samuel A. Ball hat in den USA einen RCT mit einer kombinierten Schema- und Suchttherapie mit einer reinen Suchtbehandlung verglichen und dabei keine Vorteile für die ST-Gruppe gefunden[32]. Allerdings wird nicht wie in den Niederlanden mit dem aktuellen Modusmodell gearbeitet, sondern mit dem älteren schemabasierten Modell von Young. Eine Übersicht über die aktuelle Studienlage findet sich in dem Handbuch von van Vreeswijk, Broersen und Nadort[33]. Weiter Studien sind derzeit in Arbeit.

9. Neue Entwicklungen in der Schematherapie

Obwohl Jeffrey Young und seine Kollegen die Schematherapie über mehr als zwei Jahrzehnte hinweg sehr sorgfältig entwickelt haben, wird sie in Deutschland erst in den letzten zehn Jahren breiter wahr- und durch die erwähnten Studienergebnisse als Methode bzw. Konzept systematisch eingesetzter Techniken ernst genommen. In dieser Zeit ist das Interesse sprunghaft angestiegen und immer mehr Therapeuten wenden die Schematherapie an – angepasst auf ihr spezielles Arbeitsgebiet. Dies betrifft zum einen die differenzierte Anwendung und Anpassung des Modusmodells an *verschiedene Störungsbilder* (Borderline-Störungen, narzisstische Patienten, Patienten mit eher gehemmt-zurückgezogenem Verhalten – sogenannte Cluster-C-Patienten des DSM –, aber auch Patienten mit zusätzlichen Abhängigkeitserkrankungen oder jugendliche Patienten). Die Schematherapie wird zudem an verschiedene *Behandlungssettings* angepasst (Paare, Gruppen, stationäre Behandlungen, Straftäter in forensischen Kliniken, Einsatz in körpertherapeutischen Verfahren oder in der Selbsterfahrung). Außerdem verbinden viele Therapeuten ihre individuelle Ausrichtung mit der Schematherapie. So gibt es Kollegen, die buddhistische Meditationspraxis mit Schematherapie verbinden (zum Beispiel Tara Bennett-Goleman, siehe Literatur im Anhang) oder die Acceptance and Commitment Therapy (ACT) von Steve Hayes[22]. Eine Übersicht bietet das Buch „Fortschritte der Schematherapie" (siehe Anhang). Als Ausdruck der zunehmenden Akzeptanz der Schematherapie innerhalb der verhaltenstherapeutischen Gemeinschaft enthalten auch immer mehr Lehrbücher und Therapiemanuale zur Verhaltenstherapie ein Kapitel über Schematherapie.

Bei der schematherapeutischen Behandlung von *Paaren* geht die Schematherapie einen anderen Weg als viele andere Ansätze, da hier nur ein Therapeut mit beiden Partnern arbeitet, zum Teil auch unabhängig voneinander in Einzelsitzungen[34]. So kann auch mit Paaren gearbeitet werden, bei denen ein oder beide Partner eine Persönlichkeitsstörung haben.

In der Arbeit mit *Borderline-Patienten* besteht eine interessante Frage darin, inwieweit die bewährte Dialektisch-Behaviorale Therapie (DBT) und die Schematherapie sich ergänzen oder zwei alternative Behandlungsansätze darstellen. Während innerhalb der DBT an einer sogenannten „Phase-2-DBT" gearbeitet wird, um den Patienten auch nach der Stabilisierungsphase bei der Integration ihrer Störungen in ihren biografischen Kontext und einer besseren Selbstorganisation im Alltag zu helfen, wird in der Uni-Klinik Mainz der Ansatz verfolgt, die Schematherapie mit Stabilisierungstechniken (sogenannten Skills) aus der DBT zu ergänzen und als alleinige Behandlung durchzuführen. Ähnlich wird auch in der psychosomatischen Abteilung des Klinikums am Weissenhof in Weinsberg[35] und der Tagesklinik der Universität Jena gearbeitet. Grundsätzlich wäre aber auch eine Kombination in zwei Phasen möglich, wobei zur Spannungsreduktion und basalen Alltagsbewältigung zunächst die Patienten eine etwa vierwöchige DBT-Behandlungsphase durchlaufen und anschließend zur Verbesserung des Krankheitsverständnisses, einer guten Selbstregulation und einem verbesserten zwischenmenschlichen Verhalten eine schematherapeutische Behandlungsphase angeschlossen wird. Dieses Konzept wird derzeit zum Beispiel in der Klinik in Littenheid in der Schweiz verfolgt. Hier bleibt die weitere Entwicklung abzuwarten, welche Behandlungskonzepte sich längerfristig bewähren und durchsetzen.

Anhang

Hinweise auf weiterführende Literatur

1. Für Patienten und interessierte Laien

BENNET-GOLEMAN, T. (2002): *Emotionale Alchemie.* Frankfurt: Krüger.

Hier wird allgemein verständlich eine Verbindung von buddhistischer Haltung und Schematherapie dargestellt.

HÜTHER, G. (2001): *Bedienungsanleitung für ein menschliches Gehirn.* Göttingen: Vandenhoeck & Rupprecht.

Das Buch gibt einen auch für Laien verständlichen fundierten Einblick in die Funktionsweise des Gehirns.

ROEDIGER, E. (2006): *Besser leben lernen,* Stuttgart: Freies Geistesleben und Urachhaus.

Das Buch schlägt eine Brücke zwischen wissenschaftlichem und spirituellem Menschenbild, mit vielen Übungen zur Selbstentwicklung für alle Menschen.

ROEDIGER, E. (2014): *Wer A sagt … muss noch lange nicht B sagen.* München: Kösel.

Ein Lesebuch für alle, die sich für die Hintergründe von Psychotherapie interessieren. Ein leicht lesbarer Einstieg in die Schematherapie.

ROEDIGER, E. (2015): *Raus aus den Lebensfallen. Das Schematherapie-Patientenbuch.* Paderborn: Junfermann.

Ein Therapie-Begleitbuch für Patienten, in dem diese nachlesen können, was in der Therapie passiert.

ROEDIGER, E; BEHARY, W. & ZARBOCK, Z. (2013): *Passt doch! Paarkonflikte verstehen und lösen mit der Schematherapie.* Weinheim: Beltz.

Dieses Buch beschreibt den schematherapeutischen Ansatz für Paare.

YOUNG, J. E. & KLOSKO, J. S (2006): *Sein Leben neu erfinden.* Paderborn: Junfermann.

Dies ist das Selbsthilfebuch zur Schematherapie, mit Fragebogen und Schemabeschreibungen.

Kurze Informationen zur Schematherapie (auch zum Herunterladen) finden Sie auf der Seite des Autors: ↗ http://www.schematherapie-roediger.de.

2. Bücher für Therapeuten

Grawe, K. (2004): Neuropsychotherapie. Göttingen: Hogrefe.

Hier können Fachleute die neurobiologischen und psychologischen Grundlagen, die Konsistenztheorie, das Attraktorenmodell und die Bindungsforschungsergebnisse nachlesen, auf die das vorliegende Buch aufbaut.

Roediger, E. & Jacob, G. (2011): Fortschritte der Schematherapie. Göttingen: Hogrefe.

Dieses Buch stellt die aktuellen Entwicklungen und Ausdifferenzierungen der Schematherapieanwendungen in den verschiedenen Bereichen dar.

Roediger, E. (2016): Schematherapie – Grundlagen, Modell und Praxis. Stuttgart: Schattauer, 3. Aufl.

In diesem Buch werden die theoretischen Grundlagen der Schematherapie und die praktische Arbeit mit den Schematherapietechniken für Therapeuten beschrieben.

Siegel, D. J. (2006): Wie wir werden, die wir sind. Paderborn: Junfermann.

Hier sind ebenfalls die neurobiologischen Grundlagen der Schematherapie nachzulesen.

Young, J. E.; Klosko, J. S. & Weishaar, M. E. (2005): Schematherapie – ein praxisorientiertes Handbuch. Paderborn: Junfermann.

Young bezeichnet das Buch selbst als die „Bibel" der Schematherapie für Therapeuten. Es vermittelt die Grundlagen des Modells und gibt viele Fallbeispiele, besonders zur Behandlung von narzisstischen und Borderline-Patienten.

3. Kontakte

International sind die Schematherapeuten in der „International Society of Schema Therapy e.V. (ISST)" zusammengeschlossen

↗ http://www.schematherapysociety.org

In Deutschland vertritt die Schematherapie-Fachgruppe im DVT die Schematherapie

↗ http://www.verhaltenstherapie.de/fachgruppen/fachgruppe-schematherapie.

Die Fachgruppe versucht derzeit, auch die Vermittlung von Therapeuten zu organisieren.

4. Fortbildungen in Schematherapie

An folgenden Instituten werden derzeit Fortbildungen zur Schematherapie mit der Möglichkeit der Zertifizierung durch die ISST angeboten:

Ort	Institut	Website
Bad Dürkheim	IFKV	↗ http://www.ifkv.de
Basel (CH)	UPK	↗ http://www.upkbs.ch
Berlin	IST-B	↗ http://www.schematherapie-berlin.de
Bochum	IST-RR	↗ http://www.schematherapie-rhein-ruhr.de
Frankfurt	IST-F	↗ http://www.schematherapie-frankfurt.de
Freiburg	FAVT	↗ http://www.ffap.eu
Graz (A)	IST-G	↗ http://www.schematherapie-graz.at
Hamburg (1)	IST-HH	↗ http://www.schematherapie-hamburg.de
Hamburg (2)	IVAH	↗ http://www.ivah.de
Köln	IST-K	↗ http://www.schematherapie-koeln.de
Konstanz	IST-KN	↗ http://www.schematherapie-konstanz.de
Littenheid (CH)	ISTOS	↗ http://www.istos.ch
Mainz	IPSTI	↗ http://www.ipsti-mz.de
München	IST-M	↗ http://www.schematherapie-muenchen.de
Münster	APV	↗ http://www.apv-muenster.de
Nürnberg	NEST	↗ http://www.nest-schematherapie.de
Stuttgart	IST-S	↗ http://www.schematherapie-stuttgart.de
Wien (A)	IST-W	↗ http://www.schematherapie-wien.at

Literatur

1. Young, J. E. & Klosko, J. S. (2006): *Sein Leben neu erfinden.* Paderborn: Junfermann.
2. Weiss, J. & Sampson, H. (1986): *The psychoanalytic process.* Guilford Press: New York & London.
3. Linehan, M. M. (1996): *Dialektisch-Behaviorale Therapie der Borderline-Persönlichkeitsstörung.* München: CIP-Medien.
4. Bowlby, J. (1976): *Trennung. Psychische Schäden als Folgen der Trennung von Mutter und Kind.* München: Kindler.
5. Grawe, K.; Donati, R. & Bernauer, F. (1994): *Psychotherapie im Wandel. Von der Konfession zur Profession.* Göttingen: Hogrefe.
6. LeDoux, J. E. (1998): *Das Netz der Gefühle. Wie Emotionen entstehen.* Wien: Carl Hanser.
7. Edelman, G. M. (1995): *Göttliche Luft, vernichtendes Feuer.* München: Piper.
8. Kanfer, F. H.; Reinecker, H. & Schmelzer, D. (1990): *Selbst-Management-Therapie.* Berlin: Springer.
9. Spitz, R. (1946): Anaclitic depression. *Psychoanalytic Study of the Child* (2), S. 313–342.
10. Willi, J. (1975): *Die Zweierbeziehung.* Reinbek: Rowohlt.
11. Kabat-Zinn, J. (1994): *Gesund durch Meditation.* München: O. W. Barth.
12. Sachse, R. (1992): *Zielorientierte Gesprächstherapie.* Göttingen: Hogrefe.
13. Piaget, J. (1976): *Die Äquilibration der kognitiven Strukturen.* Stuttgart: Klett.
14. Fonagy, P.; Jurist, E. L.; Gergely, G. & Target, M. (2008): *Affektregulierung, Mentalisierung und die Entwicklung des Selbst.* Stuttgart: Klett-Cotta, 3. Aufl.
15. Yalom, I. D. (1992): *Theorie und Praxis der Gruppenpsychotherapie.* München: Pfeiffer.
16. Winnicott, D. W. (1989): *Vom Spiel zur Kreativität.* Stuttgart: Klett-Cotta.
17. Argelander, H. (1970): *Das Erstinterview in der Psychotherapie.* Darmstadt: Wissenschaftliche Buchgesellschaft.
18. Millon, T. H. (1990): *Towards a New Personology. An Evolutionary Model.* New York: Wiley.
19. Foa, E. B.; Hembree, E. A. & Rothbaum, B. O. (2007): Prolonged Exposure Therapy for PTSD: Emotional Processing of Traumatic Experiences. *Therapist Guide.* Oxford: Oxford University Press.
20. Shapiro, F. (1995): *Eye movement desensitization and reprocessing: basic principles, protocols, and procedures.* New York: Guilford Press.
21. Roediger, E. & Zarbock, G. (2013): Schematherapie. In: Heidenreich, T. & Michalak, J. (Hrsg.): *Die „dritte Welle" der Verhaltenstherapie. Grundlagen und Praxis.* Weinheim: Beltz, S. 199–218.
22. Hayes, S.; Strohsal, K. D. & Wilson, K. G. (2012): *Acceptance and Commitment Therapy: The Process and Practice of Mindful Change.* New York: Guilford Press.
23. Greenberg, L. S.; Rice, L. N. & Elliot, R. (2003): *Emotionale Veränderung fördern. Grundlagen einer prozess- und erlebensorientierten Therapie.* Paderborn: Junfermann.
24. Miller, W. R. & Rollnick, S. (1999): *Motivierende Gesprächsführung. Ein Konzept zur Beratung von Menschen mit Suchtproblemen.* Freiburg: Lambertus.
25. Teasdale, J. D.; Moore, R. G.; Hayhurst, H.; Pope, M.; Williams, S. & Segal, Z. V. (2002): Metacognitive awareness and prevention of relapse in depression: empirical evidence. *J Consult Clin Psychol;* 70: 275–87.

26. Nadort, M.; Arntz, A.; Smit, J. H.; Giesen-Bloo, J.; Eikelboom, M.; Spinhoven, P.; van Asselt, T.; Wensing, M. & van Dyck R. (2009): Implementation of schema therapy for borderline personality disorders with versus without crisis support by the therapist outside offi ce hours: a randomized trial. *Behav Res Ther;* 47: 961–73.
27. Giesen-Bloo, J.; van Dyck, R.; Spinhoven,P.; van Tilburg, W.; Dirksen, C.; van Asselt, T.; Kremers, I.; Nadort, M. & Arntz, A. (2006): Outpatient psychotherapy for borderline personality disorder: a randomized trial for schema-focused-therapy versus transference focused psychotherapy. *Arch Gen Psychiatry,* 63, 649–658.
28. Jacob, G. & Arntz, A. (2013): Schema therapy for personality disorders – a review. *Int J Cogn Ther;* 6 (2): 171–85.
29. Farrell, J. M. & Shaw, I. A. (2009): A Schema-Focused Approach to Group Psychotherapy for Outpatients with Borderline Personality Disorder: A Randomized Controlled Trial. *Journal of Behavior Therapy & Experimental Psychiatry,* 40: 317–328.
30. Bamelis, L.; Evers, S.; Spinhoven, P. &, Arntz, A. (2014): Results of a multicenter randomized controlled trial of the clinical eff ectiveness of schema therapy for personality disorders. *Am J Psychiatry;* 171: 305–22.
31. Bernstein, D. P.; Nijman, H.; Karos, K.; Keulen-de Vos, M.; de Vogel, V. & Luker, T. (2012): Schema therapy for forensic patients with personality disorders: design and preliminary findings of multicenter randomized clinical trial in the Netherlands. *Int J Forensic Ment Health;* 11: 312–324.
32. Ball, S. A.; Maccarelli, L. M.; LaPaglia, D. M. & Ostrowski, M. J. (2011): Randomized Trial of Dual-Focused versus Single-Focused Individual Therapy for Personality Disorders and Substance Dependence. *J Nerv Ment Dis.* 199 (5): 319–328.
33. Bamelis, L.; Bloo, J.; Bernstein, D. & Arntz, A. (2012): Effectiveness Studies. In: van Vreeswijk, M.; Broersen, J. & Nardort, M. (Hrsg.). *The Wiley-Blackwell Handbook of Schema Therapy.* Chichester, West Sussex: Wiley-Blackwell, S. 495–510.
34. Roediger, E.; Behary, W. & Zarbock, G. (2013): *Passt doch! Paarkonflikte verstehen und lösen mit der Schematherapie.* Weinheim: Beltz.
35. Reusche, Y. & Valente, M. (2015): *Störungsspezifische Schematherapie. Anwendung im stationären Setting.* Weinheim: Beltz.

Index